これしかないとき！

いまある材料でくふうする

高齢者のための
クイックメニュー

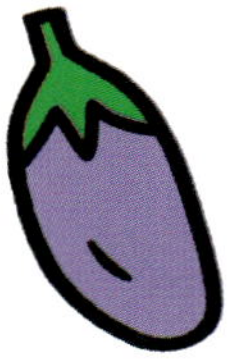

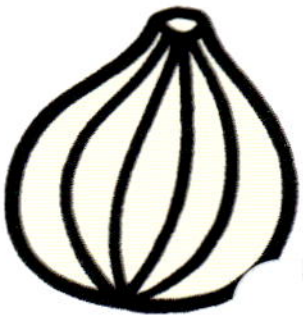

監修

香川芳子 女子栄養大学学長・医学博士

杉橋啓子 神奈川福祉栄養開発研究所開発部長

献立・料理

小川久恵 女子栄養大学名誉教授

宮入照子 女子栄養大学栄養科学研究所客員教授

ホームヘルパーQ&A

清水依理子 NPO法人トータルケアサポート研究所所長

取材協力

「介護食士3級認定講習」*の受講者の皆さん

*（香川栄養専門学校公開講座・全国調理職業訓練協会認定資格）

女子栄養大学出版部

食事作りは命をつむぐ仕事

香川芳子　杉橋啓子

「少しでいいから、おいしいみそ汁とごはんがあればよい」
「ゆったりと落ち着いて、食事をとりたい」
高齢の方がしばしば口にされる言葉です。
今まで食べ慣れてきたものを、自分のペースでゆっくりと味わう食事のひととき――それが高齢者にとっていちばん心安らぐひとときであることが、伝わってきます。

高齢になって体が不自由になると、それまであたりまえのようにできた煮炊きもむずかしくなります。そういう方々が、家で、あるいは施設で、食事作りの支援を受けるケースも多くなりました。

食事作りは、命を明日につなげる、最もたいせつな介護の仕事の１つです。栄養のバランスを考え、相手の状況や好みを思いやりながら作った料理は、それを食べる人の体も心も元気にし、生きる喜びをもたらします。人はだれでも、自分のために作ってくれたおいしい料理を口にすると、幸せになれるのです。

しかし、高齢者と一口に言っても、体の状態や食嗜好、食習慣などが人それぞれに異なりますから、食事作りもさまざまなくふうや配慮が求められます。特に、在宅の方のために1人で食事を作るホームヘルパーは、とまどうことや苦労も多くあるでしょう。どんな食材があるか事前にわからない、食材の種類が限られている、調理にかけられる時間が少ない、栄養豊かな、しかも相手の口に合うメニューを整えるのがむずかしい、といった声をよく耳にします。

そこでこの本では、ごく身近な限られた食材を使って短時間で作る、高齢者向きの献立や料理の数々をお届けします。食べやすい調理のくふう、栄養の整え方、咀嚼力や嚥下力などが低下した人の食事の注意、また、現場でのいろいろな対応策や、介護にあたるホームヘルパーとしての心得なども、盛り込みました。グループホームなどの施設や、家庭で高齢のご家族の食事作りに携わる人にとっても、参考になるヒントがたくさんあると思います。

本書を活用して前向きに食事作りにとり組み、充実した食事を通して、高齢者が心身ともにいきいきと暮らせるよう、支援をしてくださることを、願っております。

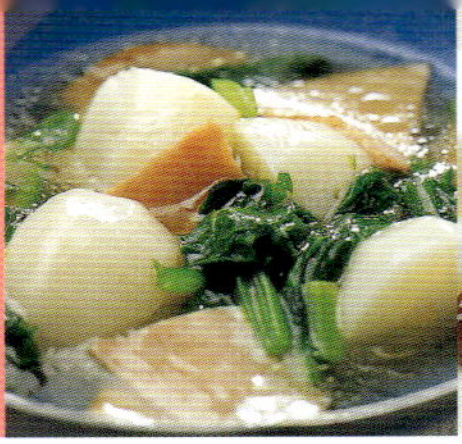
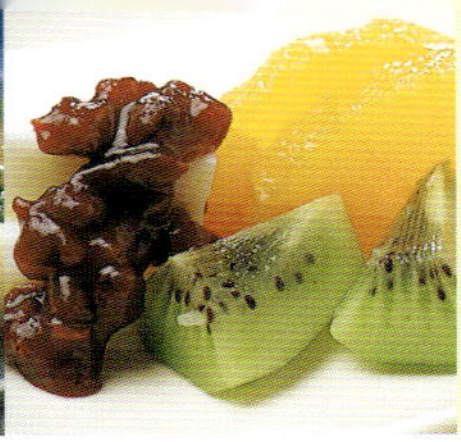

目 次

料理撮影／南郷敏彦
イラスト／はやしゆうこ
企画・編集／足立礼子
ブックデザイン／オフィス 百

使いたい食材から探す料理早見一覧

	食材	料理名	ページ
淡色野菜	なす	ゆでなすの酢みそだれ	81
		油焼きなすのおかかじょうゆ	81
		夏野菜と豚肉のいため物	83
		なすの肉みそ田楽	99
	カリフラワー	[副菜]	
		かぼちゃとカリフラワーの天ぷら	86
		カリフラワーのうすくず煮	87
		カリフラワーのチリ風味あえ	102
	その他	[副菜]	
		じゃが芋とコーンのミルク煮	66
		なすとみょうがのもみ漬け	76
		[主食・主食兼おかず]	
		セロリの葉の混ぜごはん	47
芋	じゃが芋	[主菜]	
		アジの干物とじゃが芋のかき揚げ	28
		サケじゃが	100
		[副菜]	
		つぶしポテトサラダ	23
		じゃが芋とにんじんの煮物	28
		せん切りじゃが芋の寄せ焼き	66
		じゃが芋とコーンのミルク煮	66
		肉じゃが	67
		じゃが芋のなしもどき	67
		せん切りじゃが芋のマーボー煮	102
		[汁]	
		じゃが芋のみそ汁	18
	その他	[主菜]	
		里芋と鶏肉の煮物	69
		[副菜]	
		長芋の甘煮	68
		さつま芋のヨーグルトあえ	69
		長芋ののり酢あえ	97
		[主食・主食兼おかず]	
		さつま芋ごはん	68
きのこ・海藻	きのこ	[副菜]	
		しめじの当座煮	19
		白菜ときのこの煮浸し	73
		わかめとしらたきの煮物	90
		アスパラとカニかまのきのこあえ	96
		豆腐のきのこくず煮	96
		[主食・主食兼おかず]	
		きのことシラス干しの混ぜごはん	96
		[汁]	
		しいたけとほうれん草のすまし汁	16
		大根とまいたけのみそ汁	22
		きのこのミルクスープ	61

	食材	料理名	ページ
きのこ・海藻	海藻	[主菜]	
		わかめとにんじんの卵とじ	15
		わかめ入り卵焼き	39
		カキのからし酢みそあえ	99
		[副菜]	
		わかめとしらたきの煮物	90
		わかめと玉ねぎのサラダ	90
		ひじきの煮物	91
		ひじきとツナのかき揚げ	91
		きゅうりとトマトのこんぶあえ	97
		長芋ののり酢あえ	97
		[汁]	
		わかめと麩のみそ汁	14
		キャベツとわかめのみそ汁	15
		即席小吸い物	28
		とろろこんぶと梅干しの即席汁	60
		ひき肉とわかめのスープ	61
くだもの	くだもの	[副菜]	
		大根とりんごのせん切りサラダ	70
		[デザート]	
		バナナのシナモンソテー	92
		ゆず風味のヨーグルト風ミルク	92
		つぶしバナナミルク	92
		プルーンのレモン煮	93
		りんごのシロップ煮	93
		ミルクかんのあずきかけ	93
ごはん・めんなど	ごはん・めんなど	[主食・主食兼おかず]	
		菜飯	12
		サケちらしずし	16
		しょうがごはん	19
		ねぎうどん	20
		トーストの牛乳かけ	23
		梅おかかごはん	24
		大根雑炊	26
		ほうれん草のチャーハン	46
		ごはんのかんたんグラタン	46
		かぼちゃ入り牛乳がゆ	46
		ちくわの卵とじどんぶり	47
		ごはんの卵とじお焼き	47
		セロリの葉の混ぜごはん	47
		親子丼	53
		二色丼	55
		さつま芋ごはん	68
		きのことシラス干しの混ぜごはん	96
		野沢菜のチャーハン	98
		高菜漬け入りうどん	98
		ツナそぼろどんぶり	101
		焼き鶏と油揚げの混ぜごはん	101
		カレーうどん	103

この本を有効に活用していただくために

●この本の料理は、どこでも手に入りやすい素材や調味料を使った、手軽に作れるものばかりです。料理は食事療法などを必要としない一般の高齢者向けのものです。

●料理の材料は、1人分を基本にしています。

●調味料の小さじは5ml、大さじは15ml、カップは200ml（計量用カップスプーン）です。（おもな調味料の計量用カップスプーンによる重量は、巻末をごらんください。）

●調味料の中でも、塩は少量の違いが塩分摂取量に大きく影響します。そこで、この本では、0.3g未満のみを少量と表示し、それ以上はグラム数で表示しました。指やティースプーンを使っての目安量を13ページに紹介しましたので、参考にしてください。

●どの献立や料理も、1人あたりの「エネルギー量」「たんぱく質量」「塩分」表示つきです。さらに詳しい成分値は116～119ページに載せました。

●なにかと役に立つ情報も随所に載せました。ぜひ、ご活用ください。

	調理のちょっとしたコツ、ひと味アップのテクニックなど。
覚えておくとトク!!	調味料の目安量、栄養、盛りつけなど食生活全般に関するお役立ち情報。
ワンポイント	食べやすさなどのくふうポイントを写真で紹介。
献立ヒント！	37ページからの素材別一品料理には、栄養と味のバランスを考えた献立ヒントがついています。
応用	素材別一品料理には使う材料の応用ヒントも紹介。

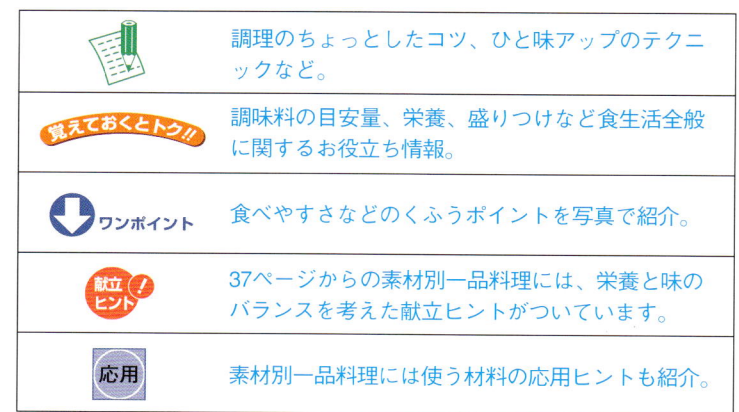

少ない材料でもアイディア次第

お手軽メニュー集

冷蔵庫を開けたら、あるのは数種類の材料だけ…、ということは、ありませんか。
そんなときは「これしかない」と困惑するより、「これでなにを作りだそう」と前向きに考えたほうが得策です。
ここにご紹介するのは、限られた食材でととのえる、手軽で栄養バランスのよい献立です。
ヒントや情報も満載。
どうぞご参考に。

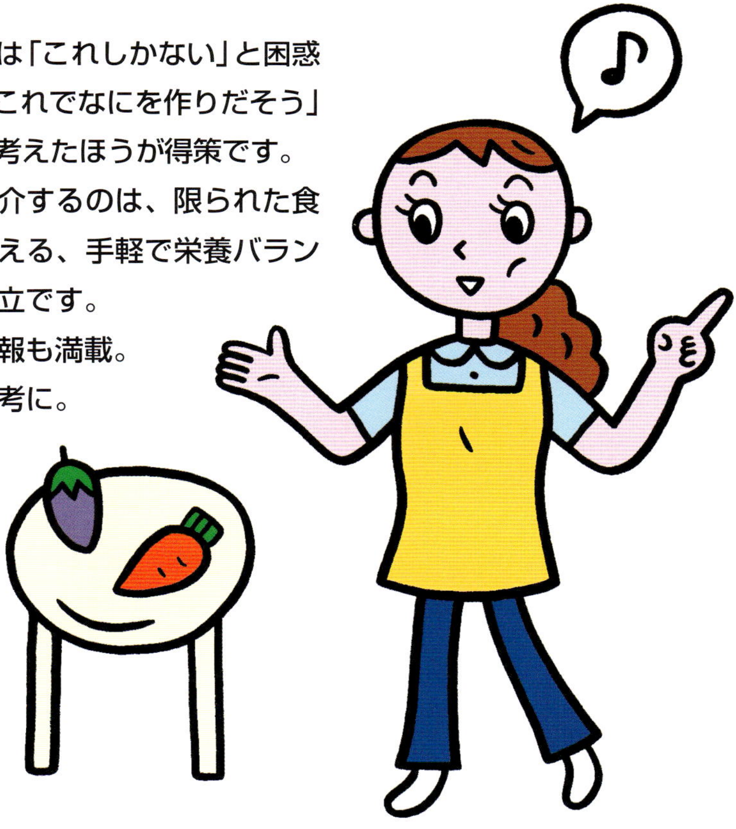

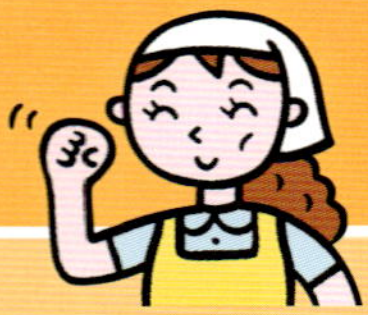

［卵］しかないとき

副材料▶トマト、白菜、大根、きのこ

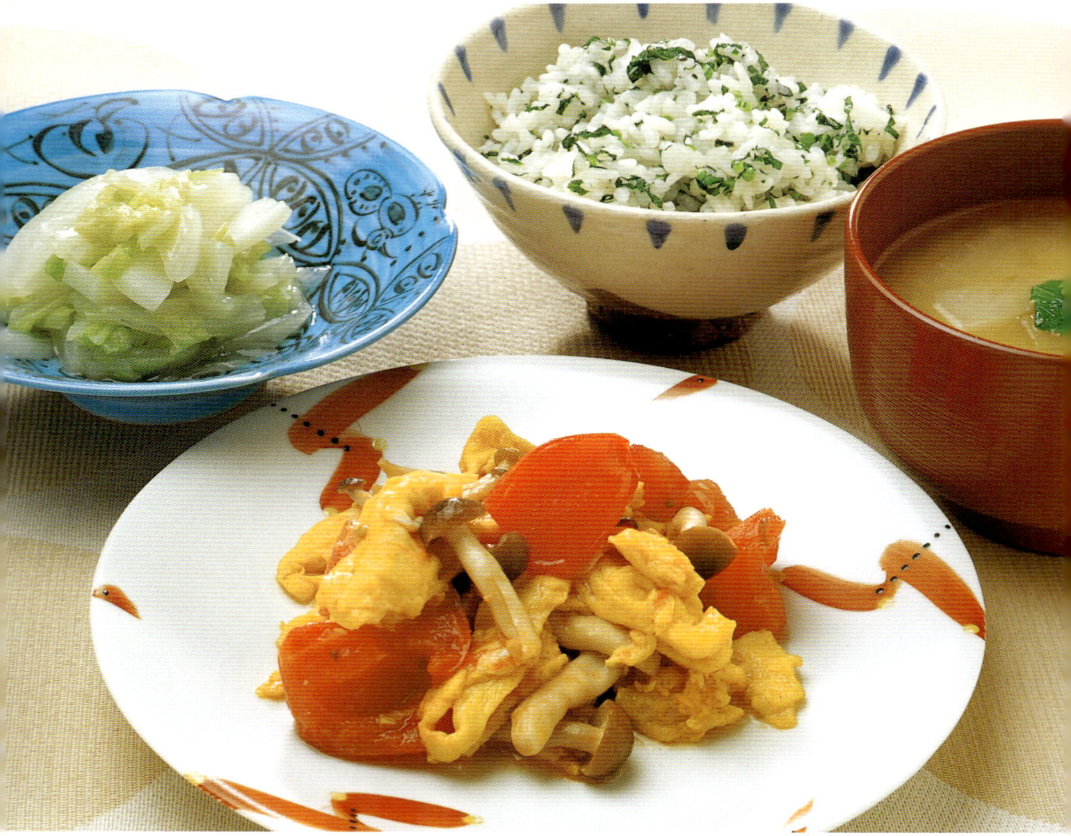

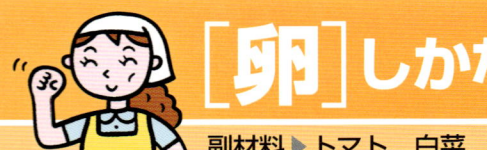

515kcal たんぱく質13.5g 塩分3.1g

卵とトマトのいため物の献立

卵とトマトのいため物
白菜のお浸しごま油風味
大根のみそ汁
菜飯

●プラスアルファ
もし豚肉やにんじんがあれば、汁物を豚汁に。豚こま切れ肉、いちょう切りの大根とにんじんを少量の油でいため、だしを加えてやわらかく煮、みそをとき入れます。

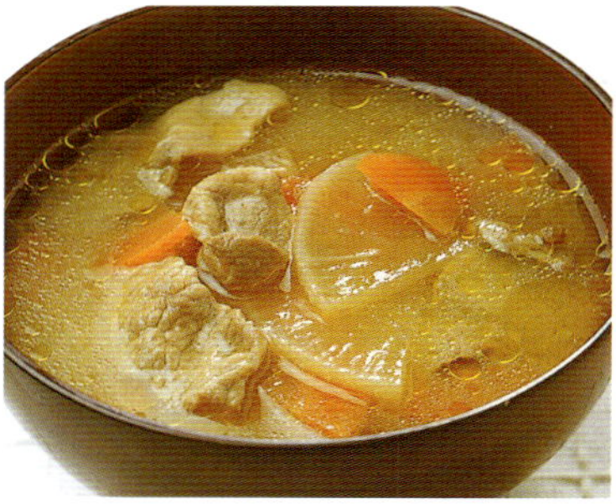

卵とトマトのいため物

【材料】1人分

卵 ……………………………… 1個
塩 ……………………………… 少量
トマト ……………… 80g（½個）
しめじ ……………… 30g（⅓パック）
油 ………………………… 大さじ1弱
A ┌ 塩 …………………… 0.6g
　│ 酒 …………………… 大さじ1
　└ こしょう ……………… 少量

❶トマトは大きめの一口大に切り、しめじはほぐす。
❷卵はといて塩を混ぜる。
❸フライパンに油大さじ½を熱し、卵を流し入れて強火でさっといため、皿にとり出す。
❸続いて油小さじ1を熱してしめじ、トマトの順に加えて強火でいため、Aで調味し、卵をもどして大きく混ぜ、すぐ器に盛る。

白菜のお浸しごま油風味

【材料】1人分

白菜 …80g（小ぶりの葉1枚）
塩 …………………………… 0.5g
ごま油 ……………………… 小さじ1

❶白菜は軸と葉に分け、沸騰湯で少しかためにゆで、ざるにあげてさます。
❷軸は短冊に、葉はザク切りにし、水けを絞る。
❸塩とごま油をふってあえる。

大根のみそ汁

【材料】1人分

大根 ………………………… 80g
大根の葉 ……………………… 少量
だし ……………………………… ¾カップ
みそ ………………………… 大さじ½

❶大根は太めのせん切りにしてだしで煮る。
❷やわらかくなったらみそをとき入れ、大根の葉を加え、ひと煮立ちさせる。

菜飯

【材料】1人分

ごはん …………… 80〜120g
大根の葉 ………………… 15g
油 ………………………… 小さじ1
塩 ………………………… 0.3g

❶大根の葉は細かく刻み、油を熱したなべで強火でいため、しんなりしたら塩で調味する。
❷温かいごはんに混ぜる。

ワンポイント

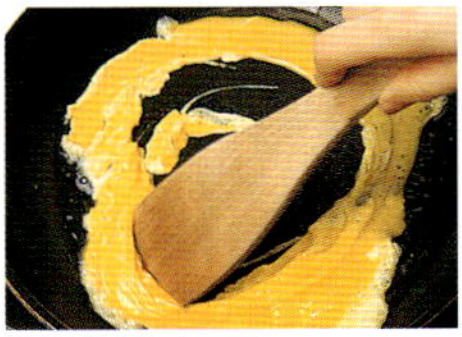

卵は多めの油を使い、強火で大きく混ぜるのが、ふわっとソフトに仕上げるコツ。いためすぎるとぼそぼそになるので気をつけて。

覚えておくとトク!!

少しの塩の目安量

計量スプーンがない場合、下図のような目安を覚えておくと便利です。ただし、指の太さや塩の状態でも差が出るので、あくまでも1つのご参考に。塩はわずかな量で味つけを左右し、健康にも影響するので、できれば計量用スプーンを携帯して計るのが確実です。

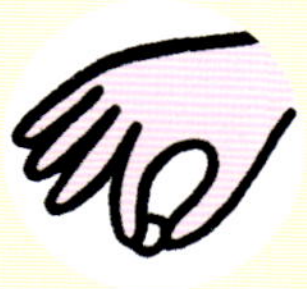

指先2本での
塩ひとつまみ
約0.3g

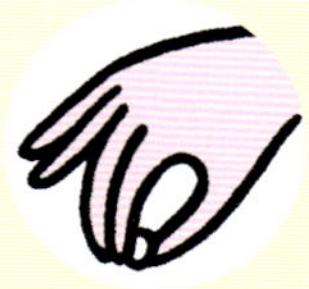

指先3本での
ひとつまみ
約0.6g

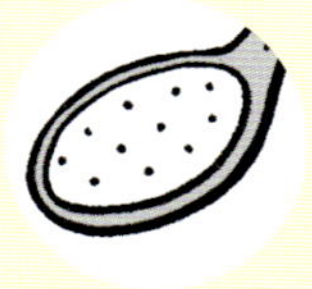

ティースプーンに
軽くすりきり1杯
約3g

＊本書では、0.3g未満の塩は「少量」と表示しています。

[卵]しかないとき

副材料▶大根、かぼちゃ、わかめ、麩

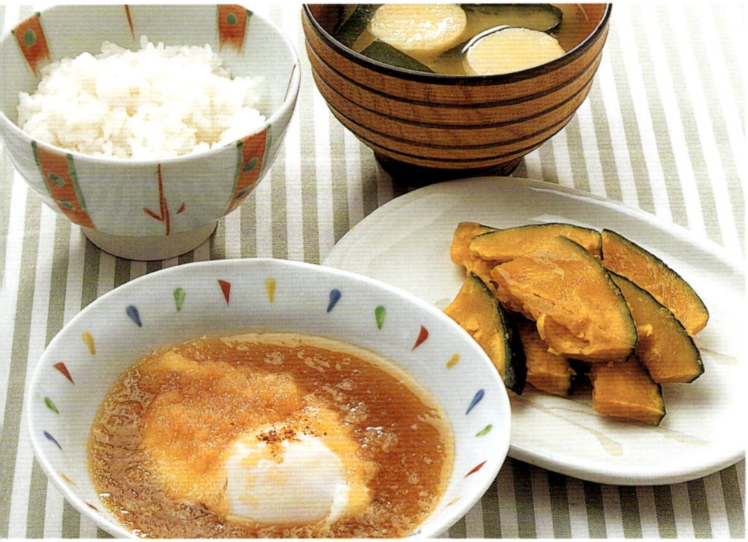

ポーチドエッグのおろし煮の献立

ポーチドエッグのおろし煮
蒸しかぼちゃのバター風味
わかめと麩のみそ汁
ごはん(80〜120g)

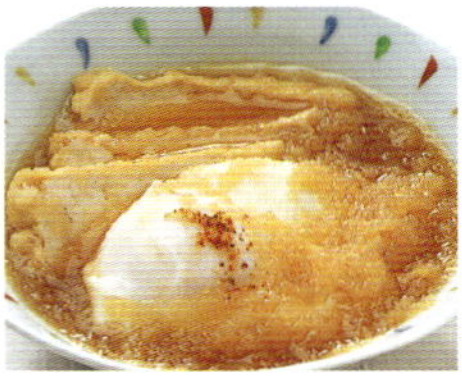

●プラスアルファ

もし生揚げか油揚げがあれば、おろし煮の卵を入れる前に加えて軽く煮ます。ほかにきゅうりもみなどを。

399kcal　たんぱく質14.7g　塩分2.5g

ポーチドエッグのおろし煮

【材料】1人分

卵……1個
大根(おろす)……50g
めんつゆ＊……大さじ1
水……大さじ2
七味とうがらし……少量
＊つけづゆの濃さのもの

❶なべに湯を沸かして塩少量を加え、卵を静かに割り入れてゆでる。押すと弾力が感じられてきたらすくい出す。
❷なべの湯を捨て、めんつゆと水を入れて煮立て、おろし大根を汁ごと加え、そこに①の卵を加えてさっと煮る。
❸器に盛り、七味をふる。

ワンポイント

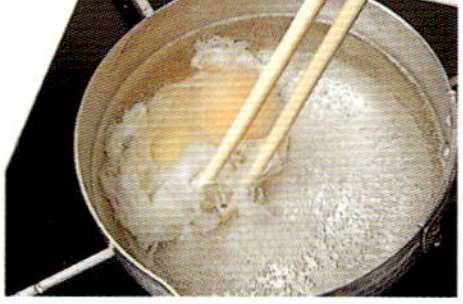

卵は菜箸で白身を黄身に寄せるようにしてゆでる。湯は深さ7〜8cmはほしいので、ミルクパンなども具合がよい。

蒸しかぼちゃのバター風味

【材料】1人分

かぼちゃ……70g
塩・こしょう……各少量
バター……小さじ¾

❶かぼちゃは4〜5mm厚さの薄切りにする。
❷耐熱皿にのせてラップをかけ、電子レンジ(500W)で約3分、竹串が刺さるまで加熱し(またはゆでる)、塩とこしょうをふり、バターをからめる。

わかめと麩のみそ汁

【材料】1人分

わかめ……もどして10g
麩……2個
だし……150ml
みそ……大さじ½

❶わかめは一口大に切る。麩は水でもどして軽く絞る。
❷だしを温めてみそをとき入れ、①を加えて、ひと煮立ちさせる。

調理メモ&ヒント

応用自在なポーチドエッグ

ポーチドエッグは、ゆでたほうれん草やキャベツの上に盛り、めんつゆやおかかをかければ和風に、ケチャップをかければ洋風に、ねぎとごま油入り酢じょうゆをかければ中国風にも楽しめます。半熟程度が野菜とよくなじみます。

[卵]しかないとき

副材料▶にんじん、キャベツ、わかめ

わかめとにんじんの卵とじの献立

わかめとにんじんの卵とじ
リボンにんじんのサラダ
キャベツとわかめのみそ汁
ごはん（80～120g）

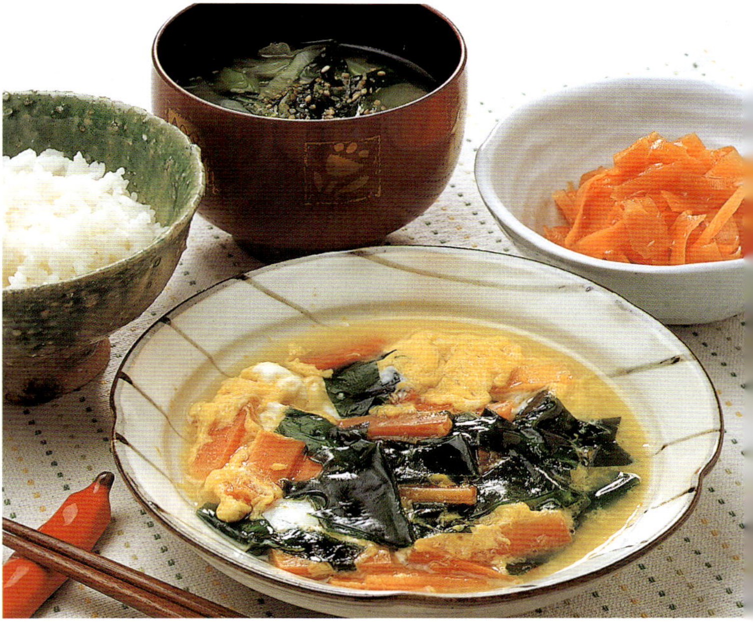

●プラスアルファ
もしツナの油漬け缶詰めやハムがあれば、にんじんのサラダに混ぜるとたんぱく質がより充実。

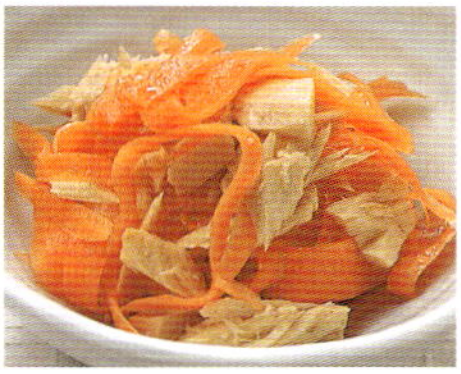

389kcal　たんぱく質13.2g　塩分3.4g

わかめとにんじんの卵とじ

【材料】1人分

	わかめ	もどして30g
	にんじん	30g
A	だし	½カップ
A	しょうゆ	小さじ½
A	塩	0.5g
A	砂糖	小さじ1
A	酒	大さじ1
	卵	1個

❶わかめは一口大に切り、にんじんは短冊切りにする。
❷なべにAを合わせ、にんじんを加えてやわらかく煮、わかめを加えてひと煮する。
❸卵をといて流し入れ、ふたをして半熟状になるまで蒸し煮にする。

リボンにんじんのサラダ

【材料】1人分

	にんじん	40g
	塩	少量
A	酢・だし	各小さじ1
A	油	大さじ½
A	こしょう	少量

❶にんじんは皮むき器で皮をむいたあと、さらに薄く削る。塩をふってしばらくおく。
❷Aを混ぜ合わせ、にんじんを水けを絞って加えてあえる。しばらくおいたほうが味がなじんでしっとりとする。
＊だしはみそ汁用からとりわけて使用を。

ワンポイント

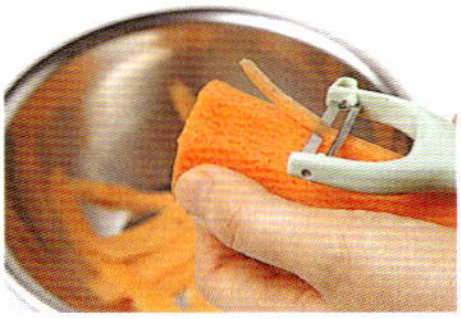

にんじんはできるだけ細く薄く削ると、口当たりがよい。歯の弱い方には削ってからゆでるとよい。

キャベツとわかめのみそ汁

【材料】1人分

キャベツ	50g（小1枚）
わかめ	もどして10g
だし	¾カップ
みそ	大さじ½

キャベツは5㎜幅に切り、だしに入れてやわらかく煮る。みそをとき、一口大に切ったわかめを加え、ひと煮立ちさせる。

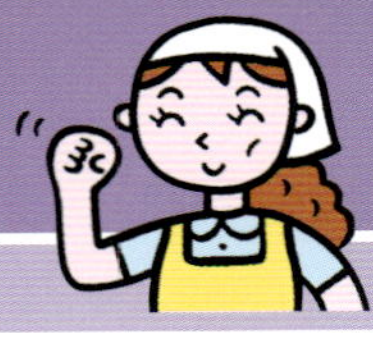

[塩ザケ]しかないとき

副材料▶きゅうり、ほうれん草、きのこ

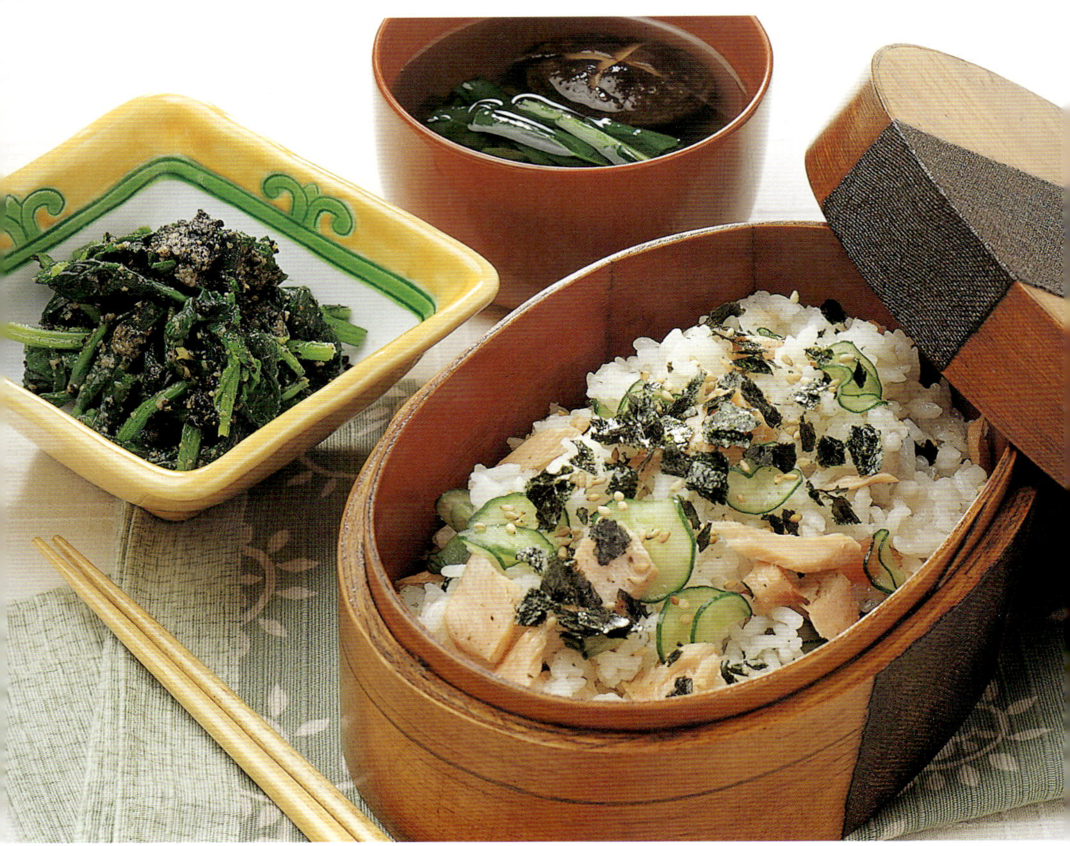

414kcal　たんぱく質18.3g　塩分3.1g

サケちらしずしの献立

サケちらしずし
ほうれん草のごまあえ
しいたけとほうれん草のすまし汁

●プラスアルファ
もし卵があれば、塩と酒各少量を混ぜていり卵にして、おすしの上にのせると、色、味、栄養ともにアップ。

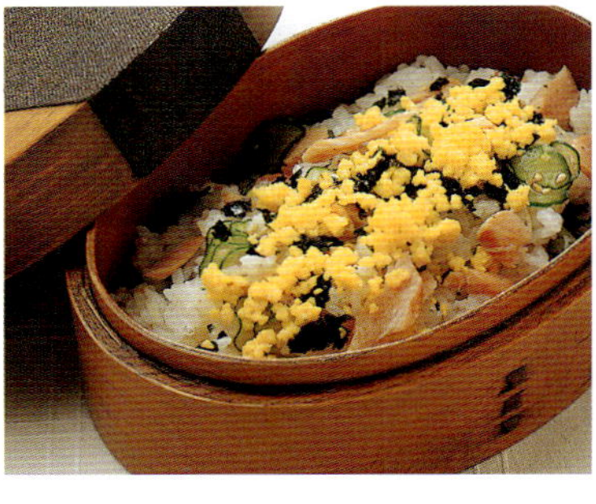

サケちらしずし

【材料】1人分

ごはん……………………150g
A［酢……………………大さじ1
　 塩……………………0.5g
　 砂糖…………………大さじ½］
甘塩ザケ ………40g（½切れ）
［きゅうり ………20g（⅕本）
　塩……………………………少量］
しょうが……………………少量
赤梅干し……………………⅓個
いり白ごま ………………小さじ1
焼きのり（もむ）……………¼枚

❶Aを混ぜ合わせ、温かいごはんにかけて混ぜ、すしめしを作る。冷やごはんの場合は下のワンポイントを参照。

❷塩ザケは焼き（焼き網、またはオーブントースターかフライパンでもよい）、骨と皮を除いてほぐす。

❸きゅうりは薄い輪切りにして塩をまぶし、しんなりしたら水けを絞る。しょうがはせん切りにし、梅干しは細かくたたく。

❹すしめしに②と③を加えてさっくりと混ぜ、器に盛ってごまとのりをふる。

ワンポイント

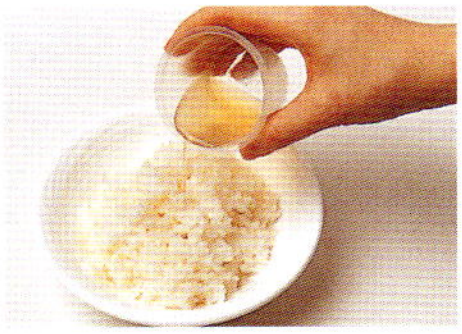

冷やごはんの場合は、合わせ酢をかけてラップをし、電子レンジ（500W）で1分温めてからほぐし混ぜる。

ほうれん草のごまあえ

【材料】1人分

ほうれん草 ………………60g
すり黒ごま………………大さじ1
しょうゆ・砂糖……各小さじ½強
だし…………………………大さじ1

❶ほうれん草は沸騰湯でゆでて水にとり、絞って3～4cm長さに切る。

❷すりごまに調味料とだしを混ぜ、①をあえる。

＊ほうれん草はすまし汁の分もいっしょにゆでて切る。だしはすまし汁からとり分けて。

しいたけとほうれん草のすまし汁

【材料】1人分

生しいたけ …………………1枚
ほうれん草（ゆでて切る）…30g
A［だし…………………………¾カップ
　 しょうゆ……………小さじ½
　 塩 ……………………0.4g］

❶しいたけは軸を除き、傘に十字の切り目を入れる。

❷Aを温め、しいたけを入れてひと煮し、ほうれん草を加えて椀に盛る。

調理メモ＆ヒント

ちらしずしに向く具

塩ザケやきゅうりのほかにも、焼いてほぐした干物魚、シラス干し、ハム、ツナ、油揚げ、かまぼこ、野菜ではゆでたにんじんや三つ葉、グリーンアスパラガス、れんこん、さやいんげん、さやえんどう、きのこ、みょうが、青じそ、わかめなども合います。かんきつ類をほぐして混ぜても香りさわやか。

覚えておくとトク!!

みそ汁とすまし汁、基本の味

1人分のみそ汁の基本分量は、だし150mlにみそ大さじ½。この1杯の塩分は1g強。すまし汁の味つけは、だし150mlにしょうゆ小さじ½と塩0.4gが基本で、塩分は0.9gです。どちらもこれより濃くしないよう気をつけて。だしの素を使う場合はその塩分があるので（49ページ）、調味は心持ち控えめにします。

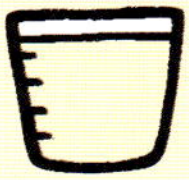

だし150mlは炊飯用計量カップに9分目

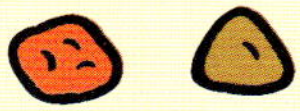

みそ汁1杯分のみそは梅干し1個大が目安

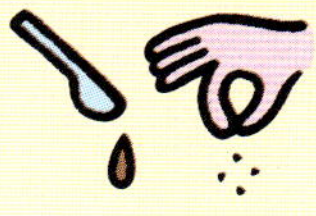

すまし汁はしょうゆ小さじ½と塩2本指でひとつまみが目安

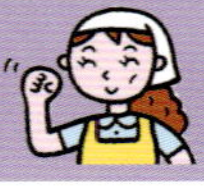

[塩ザケ]しかないとき

副材料▶キャベツ、かぼちゃ、じゃが芋

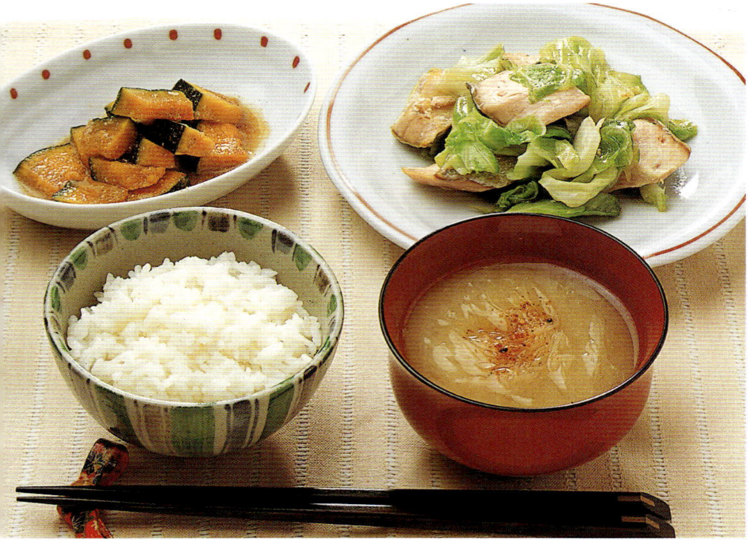

塩ザケとキャベツの蒸し煮の献立

塩ザケとキャベツの蒸し煮
かぼちゃのごま酢あえ
じゃが芋のみそ汁
ごはん（80〜120g）

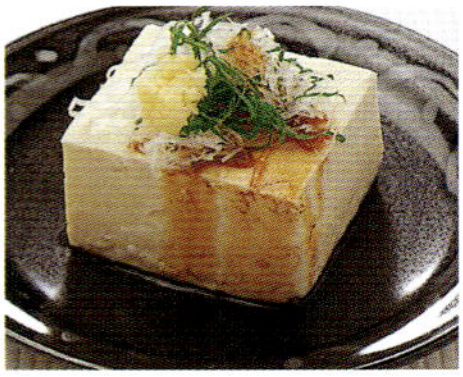

●プラスアルファ

もし豆腐があれば、冷ややっこにして添えましょう。冬なら湯で温めて"温やっこ"に。

496kcal　たんぱく質24.1g　塩分2.3g

塩ザケとキャベツの蒸し煮

【材料】1人分

甘塩ザケ…60〜80g（1切れ）
キャベツ……100g（大1枚）
油……………………………大さじ½
酒……………………………大さじ1

❶塩ザケは大きめのそぎ切り、キャベツはざく切りにて芯は薄くそぎ切りにする。
❷なべに油を熱してキャベツをさっといため、サケをのせてざっと混ぜ、酒をふる。ふたをしてキャベツがやわらかくなるまで弱火で蒸し煮にする。

ワンポイント

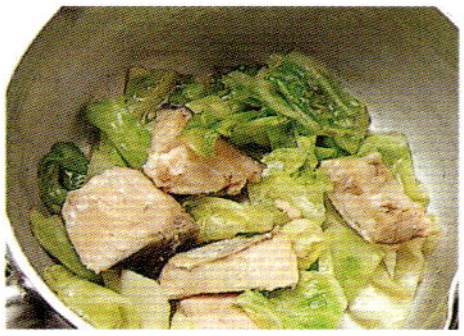

キャベツは蒸し煮にすると歯の弱い方にも食べやすい。サケの塩けがキャベツにほんのり移って味つけ不要。

かぼちゃのごま酢あえ

【材料】1人分

かぼちゃ………………………60g
A
- 練りごま・酢……各大さじ½
- しょうゆ……………小さじ½
- 砂糖…………………小さじ1
- だし…………大さじ½〜1

❶かぼちゃは5㎜厚さのいちょう切りにし、耐熱皿にのせて水少量をかけ、ラップをして電子レンジ（500W）で2分加熱。
❷Aでかぼちゃをあえる。

じゃが芋のみそ汁

【材料】1人分

じゃが芋………50g（小½個）
だし……………………………¾カップ
みそ…………………………大さじ½
七味とうがらし……………少量

❶じゃが芋はごく細いせん切りにして水にさらし、水けをきる。
❷だしを温めてみそをとき、煮立ったら芋を入れる。再び煮立ったら椀に盛り、七味をふる。
＊こうすると芋のシャキシャキした食感が楽しめる。

調理メモ&ヒント

酢の物の工夫

酢の物は酢の量を控えめにしてだしや水で割ると、むせる心配がなく、食べやすいもの。さらにすりごまやピーナッツバターを混ぜると、よりまろやかに。おろしあえ（29ページ）も食べやすい調理法です。酢は疲労回復や血行促進作用があるので、じょうずに活用しましょう。

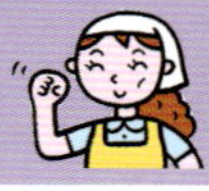

[塩ザケ]しかないとき

副材料▶白菜、ねぎ、春菊、しめじ

サケなべの献立

サケなべ
しめじの当座煮
しょうがごはん

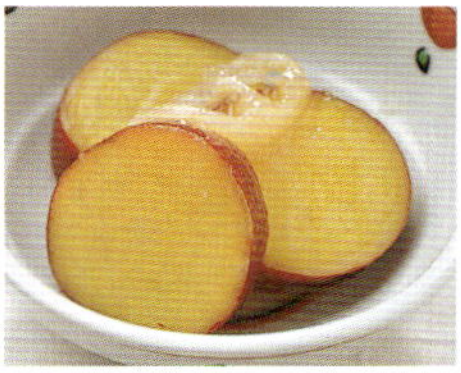

●プラスアルファ
もしさつま芋があれば甘煮にして添えると、箸休めの一品に喜ばれます。（作り方は右下に）

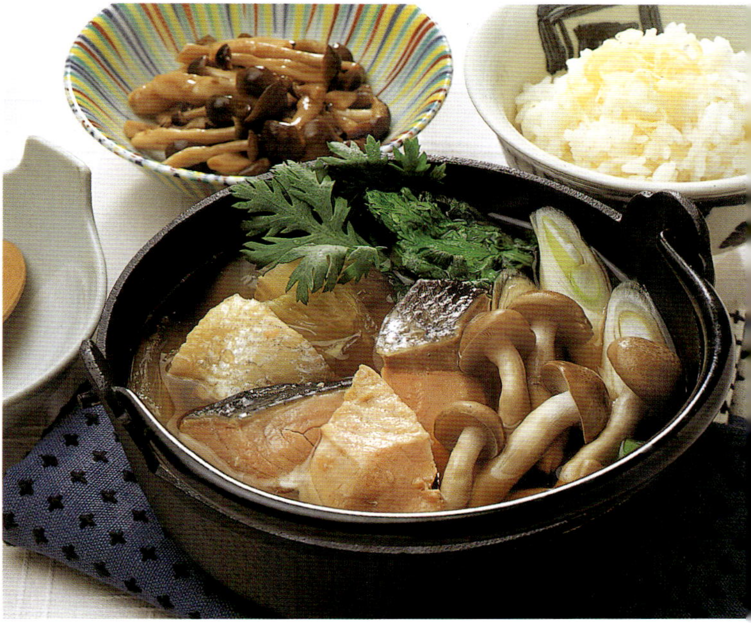

341kcal　たんぱく質23.8g　塩分3.5g

※サケなべの汁を⅓量残すと塩分は3g弱になる。

サケなべ

【材料】1人分

甘塩ザケ …60〜80g（1切れ）
白菜 ……………100g（½枚）
ねぎ ………………30g（⅓本）
しめじ ……………30g（⅓パック）
春菊の葉先 ………………30g
A ┌ だしまたは水………1½カップ
　│ しょうゆ・酒 ……各小さじ1
　└ 塩 ……………………0.5g

❶塩ザケは3〜4切れに切る。白菜の軸はそぎ切り、葉はざく切りにし、ねぎは斜め切りにする。しめじはほぐす。
❷なべでAを温め、白菜とねぎを入れて少し煮、サケとしめじを加える。サケに火が通ったら春菊を加えてさっと煮る。

＊煮汁は材料が煮えやすいようにやや多め。

しめじの当座煮

【材料】1人分

しめじ ……………70g（⅔パック）
だし・酒 ………………各大さじ1
しょうゆ・みりん ……各小さじ1

❶しめじは1本ずつに分け、根元の太い部分は細く切る。
❷なべに材料全部を合わせて汁けを飛ばすように5分煮る。

ワンポイント

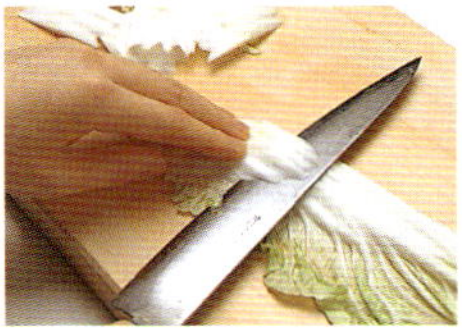

白菜の軸は繊維に直角に薄くそぎ切りにするとしんなりとして食べやすい。

しょうがごはん

【材料】1人分

ごはん ……………80〜120g
しょうがのせん切り ……大さじ½
酢 ……………………………大さじ½
塩 ……………………………0.3g
砂糖 …………………………少量

しょうがは酢と砂糖と塩をかけて少しおき、ごはんに混ぜる。

調理メモ&ヒント

さつま芋の甘煮の作り方
（左上の写真）

さつま芋80gは厚めの輪切りにして多めの湯で静かに10分ゆで、湯をひたひたに減らして砂糖小さじ2、塩少量、皮を除いたレモンの輪切り1〜2枚を加えて煮ます。おやつにも向き、便秘解消にもよい一品。

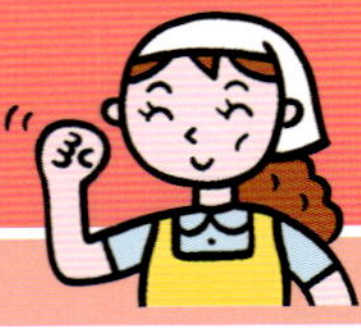

［こま切れ肉］しかないとき

副材料▶キャベツ、トマト、ねぎ

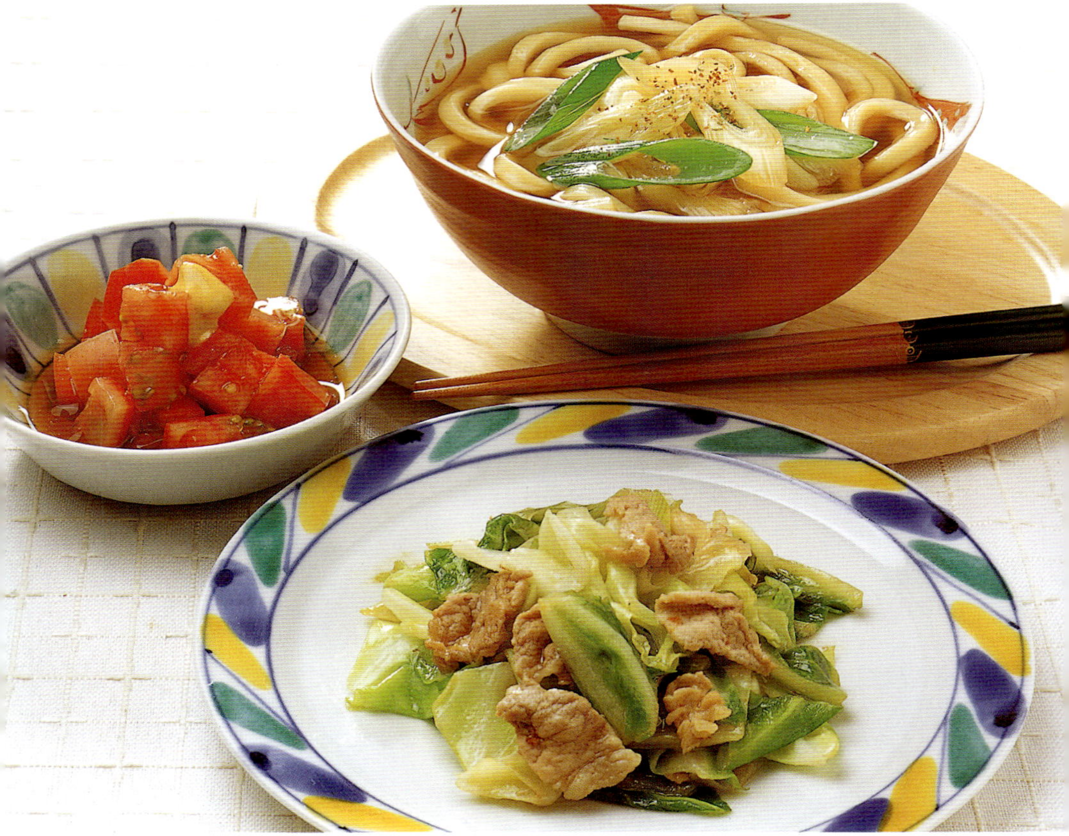

534kcal　たんぱく質20.7g　塩分4.8g

※うどんの汁を⅓量残すと塩分は3g強になる。

豚肉とキャベツのみそいための献立

豚肉とキャベツのみそいため
トマトのからしじょうゆあえ
ねぎうどん

●プラスアルファ

もし油揚げがあれば、うどんにプラス。½枚を半分に切り、うどんを煮る前の汁でさっと煮ます。

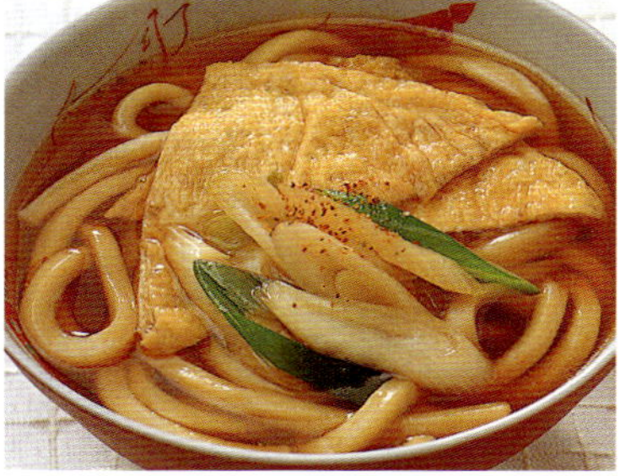

豚肉とキャベツのみそいため

【材料】1人分

豚こま切れ肉 ……………50g
キャベツ …80g(大きめの葉1枚)
ねぎ ……………30g(½本弱)
油 ………………………大さじ1弱
酒 ………………………大さじ1
A ┌ 酒 ……………………大さじ1
　│ みそ …………………大さじ⅔
　└ 砂糖 …………………大さじ½

❶キャベツはざく切りにし、芯は薄くそぎ切りにする。ねぎは斜め薄切りに。
❷Aは混ぜ合わせておく。
❸なべに油を熱してねぎとキャベツをいため、酒をふり、豚肉を加えて混ぜる。
❹ふたをピチッとし、ときどき上下を返しながら蒸し煮にする。
❺野菜がやわらかくなったらAを混ぜてかけ、汁けを飛ばすようにいため上げる。

トマトのからしじょうゆあえ

【材料】1人分

トマト ……………80g(½個)
しょうゆ………………小さじ1弱
練りがらし…………………少量

トマトは1.5cm角大のさいの目に切り、からしを混ぜたしょうゆであえる。器に盛り、上にも好みでからしを少量のせる。

ワンポイント

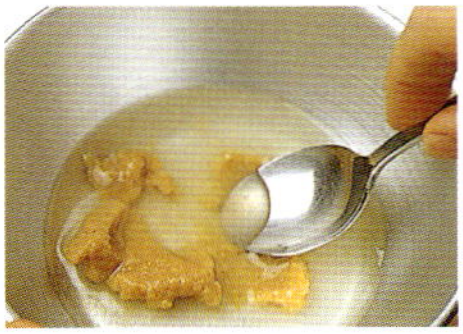

みそは酒、砂糖とよくとき合わせておく。甘めのみそ味のいため物は、お年寄りの口に合いやすい。

ねぎうどん

【材料】1人分

ゆでうどん ……………1玉(200g)
ねぎ ……………30g(⅓本弱)
A ┌ だし ……………………1カップ
　│ しょうゆ ……………小さじ2
　└ みりん ………………小さじ2
七味とうがらし(好みで) …少量

❶ねぎは斜め薄切りにする。
❷なべでAを熱してめんを入れ、めんが温まったらねぎを加えてひと煮する。
❸器に盛り、好みで七味をふる。
＊めんが多い場合は適宜減らし、残ったゆでめんは冷凍しておくとよい。

調理メモ&ヒント

かむ力が弱い人のめんの工夫

かむ力が少し弱い人の場合、うどんなどのめんは長さを半分か3分の1に切ってやわらかく煮ると食べやすくなります。短くしすぎるとかえってかみにくく、見た目の印象から食べる意欲もそがれてしまいます。のどにつかえやすい人では、そうめんを用いてもよいでしょう。

覚えておくとトク!!

かたい肉の対処法

肉がかたそうなときは、肉の筋に切り目を細かく入れ、さらに包丁の峰で肉全体をよくたたきます。また、加熱前に、油やヨーグルト、しょうちゅうなどにしばらく浸しておくのも1つの方法。煮る場合もしょうちゅうを加えると、酒を加えた場合よりぐんとやわらかになります。

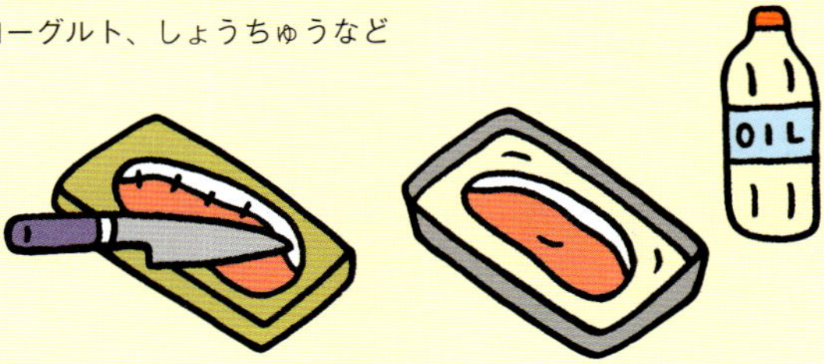

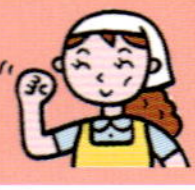

[こま切れ肉]しかないとき

副材料▶大根、にんじん、きのこ

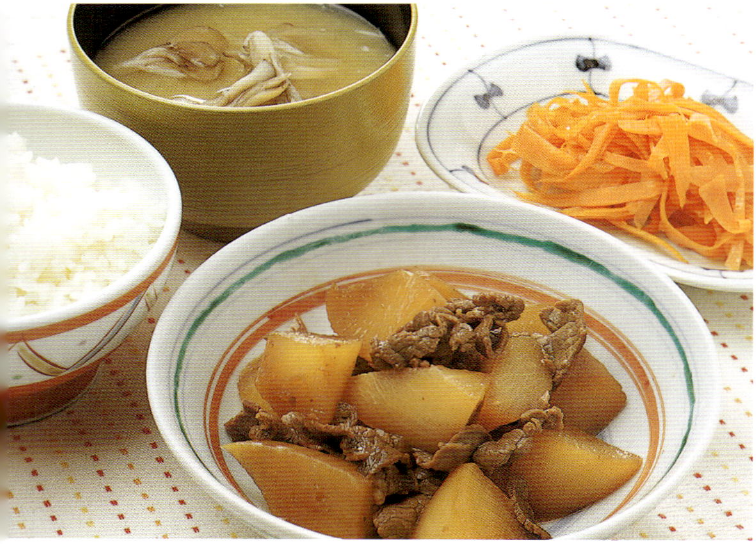

牛肉と大根の煮物の献立

牛肉と大根の煮物
リボンにんじんのバター いため煮
大根とまいたけのみそ汁
ごはん（80～120g）

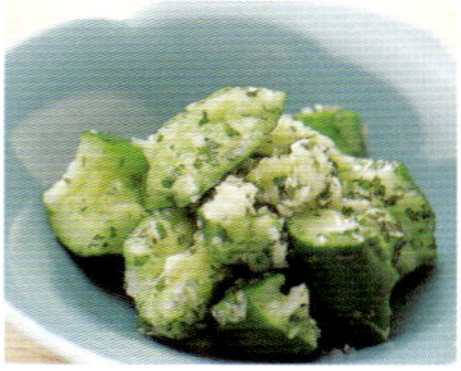

●プラスアルファ

もしきゅうりがあれば、たたききゅうりのあえ物（85ページ）などに。

385kcal　たんぱく質15.4g　塩分3.4g

牛肉と大根の煮物

【材料】1人分

牛こま切れ肉（豚肉でもよい）　40g
大根……………………100g
しょうゆ……………小さじ2
砂糖………………大さじ1
酒…………………大さじ3
水…………………½カップ

❶大根は一口大の乱切りにする。
❷なべに牛肉と調味料と水を合わせて中火で煮、肉に火が通ったら大根を加え、ときどき混ぜながら煮汁が少なくなるまで煮る。

＊小ねぎがあれば彩りに散らしても。

ワンポイント

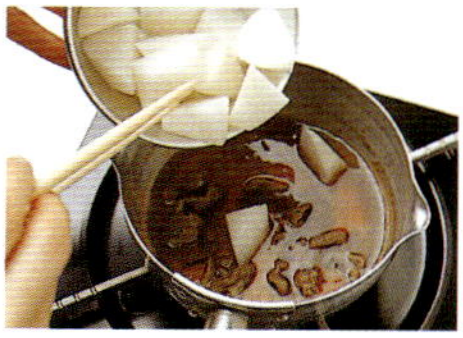

肉を先にさっと煮て煮汁に肉のうま味を移してから大根を加えると、だしがなくてもおいしく煮える。

リボンにんじんのバターいため煮

【材料】1人分

にんじん……………50g
バター……………小さじ¾
水…………………大さじ1
砂糖………………小さじ½
塩・こしょう………各少量

❶にんじんは皮むき器で皮をむいたあと、さらになるべく薄く削る。
❷なべにバターをとかしてにんじんをいため、水を加えてひと煮し、火が通ったら砂糖と塩で調味し、こしょうをふる。

大根とまいたけのみそ汁

【材料】1人分

大根………………50g
まいたけ…………30g
だし………………¾カップ
みそ………………大さじ½

❶大根は太めのせん切りにし、まいたけも細く切る。
❷①をだしでやわらかく煮、みそをとき、ひと煮立ちさせる。

覚えておくとトク!!

油脂の料理を一品

和食は油脂の使用量が少なくなりがちですが、油脂は脂溶性ビタミン（ビタミンA、D、E、K）の吸収をよくする意味でも大切。いため煮、ごま油やマヨネーズ風味のあえ物など、献立のどれか一品には使うように心がけましょう。

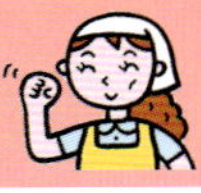

［鶏肉］しかないとき

副材料▶キャベツ、にんじん、玉ねぎ、じゃが芋

鶏肉のポトフ風の献立

鶏肉のポトフ風
つぶしポテトサラダ
トーストの牛乳かけ

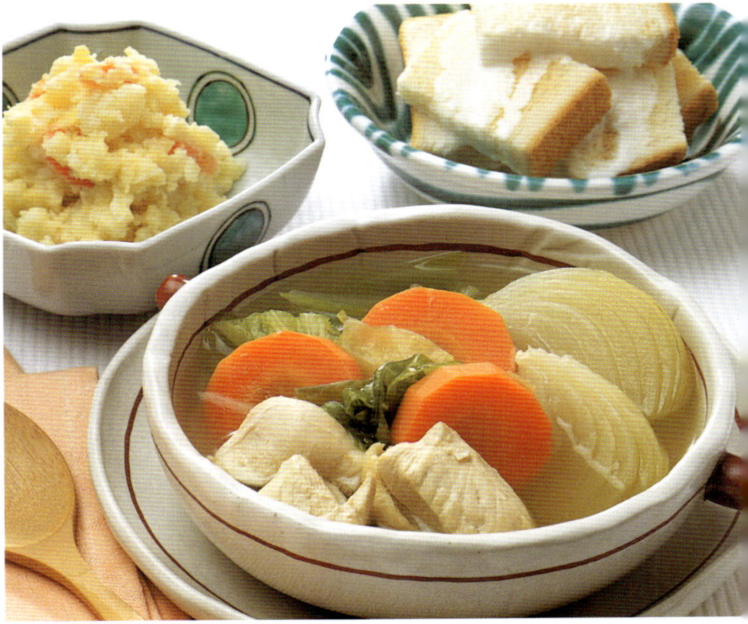

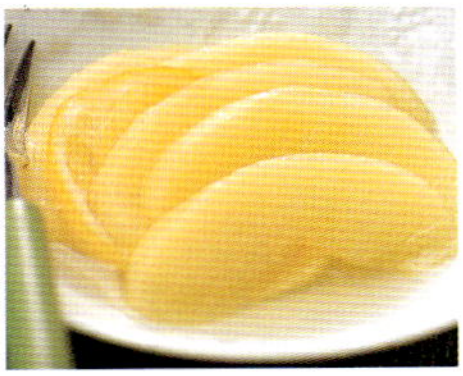

●プラスアルファ
もしりんごがあればシロップ煮（93ページ）にしてデザートに。最初に作って冷やしておきます。

570kcal　たんぱく質18.8g　塩分2.7g

鶏肉のポトフ風

【材料】1人分

鶏肉（胸肉またはもも肉）…50g
キャベツ …………80g（1枚）
にんじん ………………40g
玉ねぎ ……………50g（$\frac{1}{4}$個）
水……………………………適量
こしょう……………………少量
塩 ………………1g（小さじ$\frac{1}{5}$弱）

❶鶏肉は一口大に切る。キャベツはざく切り、にんじんは厚めの輪切り、玉ねぎは大ぶりのくし形切りにする。
❷なべに①を入れて水をかぶるくらいに注ぎ、火にかける。沸騰後弱火でふたをして20～25分煮込む。ときどきアクを除く。こしょうで調味し、器に盛る。塩は食べるときにふると少量でも味を濃く感じる。

つぶしポテトサラダ

【材料】1人分

じゃが芋………100g（小1個）
にんじん …………………30g
玉ねぎ ……………………10g
塩・こしょう……………各少量
A［マヨネーズ ………大さじ$1\frac{2}{3}$
　 練りがらし…………小さじ$\frac{1}{2}$

❶じゃが芋は皮をよく洗って3等分に切り、にんじんとともに水からやわらかくゆでる。
❷玉ねぎはごく薄切りにして流水の下でもみ、よく絞る。
❸①の湯を捨て、再び火にかけて残った水けを飛ばす。
❹③を、皮を除いてボールに入れ、木べらか泡立て器で突きつぶし、塩とこしょうをふる。
❺②とAを加え、材料全体にからめる。

ワンポイント

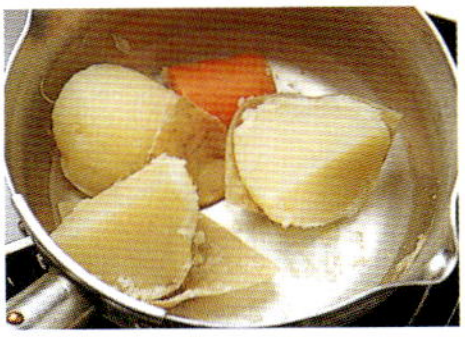

じゃが芋は大きく切ってゆで、湯をきって火の上でなべを揺すると皮が自然にはがれ、皮むきの手間が省ける。

トーストの牛乳かけ

【材料】1人分

食パン ……………6枚切り1枚
牛乳 …………………大さじ3～4

食パンは軽くトーストして6等分に切り、食べるときに牛乳をかけるか、牛乳を別に添えて好みで浸しながら食べる。

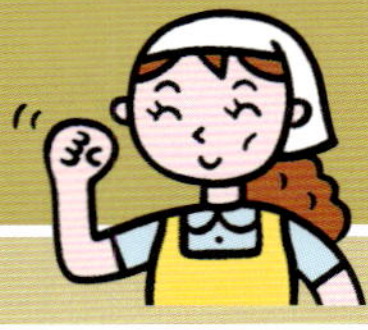

［豆腐］しかないとき

副材料▶白菜、ピーマン、わかめ

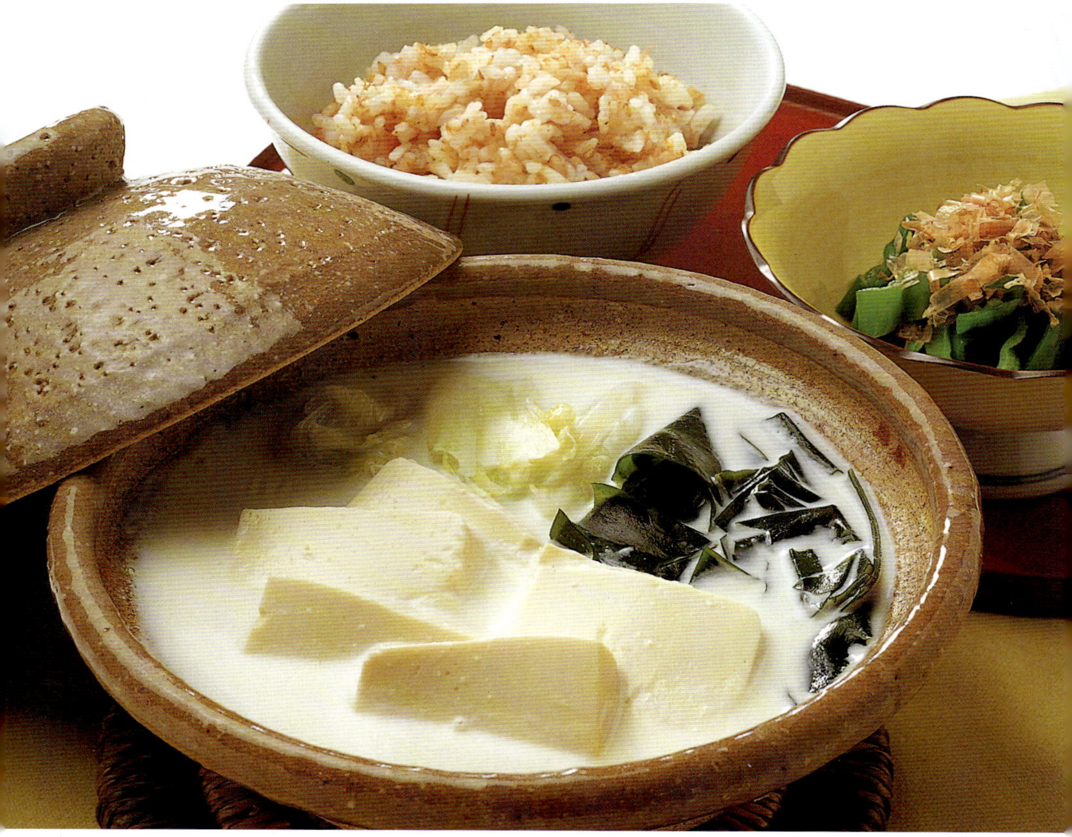

426kcal　たんぱく質21.1g　塩分3.0g

牛乳豆腐なべの献立

牛乳豆腐なべ
ピーマンのお浸し
梅おかかごはん

●**プラスアルファ**
もし芋と少量の肉があれば、煮物にして添えては。写真は里芋と鶏肉の煮物（69ページ。量的にはこの⅓〜½量くらいが適量）。

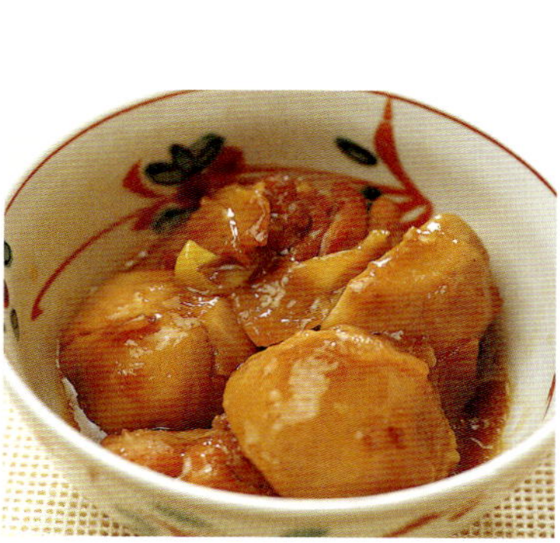

牛乳豆腐なべ

【材料】1人分

豆腐（絹ごしまたはもめん）……
……………………100g（⅓丁）
白菜 ……………100g（1枚）
わかめ …………もどして10g
だし・牛乳………………各¾カップ
みそ……………………………大さじ¾

❶白菜とわかめはざく切りに。
❷なべ（あれば土なべ）にだしと白菜を入れてやわらかく煮、豆腐を厚めの色紙形に切って加え、わかめも入れて温める。
❸みそを牛乳の一部でとき、残りの牛乳とともに②に加え、3～4分煮立てないように煮る。

ピーマンのお浸し

【材料】1人分

ピーマン ………45g（1½個）
めんつゆ＊ ………………大さじ½
削りガツオ……………ミニパック½袋
＊つけづゆの濃さのもの

❶ピーマンは縦半分に切ってさっとゆでるか、ラップに包んで電子レンジ（500w）で1分ほど加熱し、水にとってさます。
❷①をせん切りにし、めんつゆであえて器に盛り、削りガツオをのせる。

ワンポイント

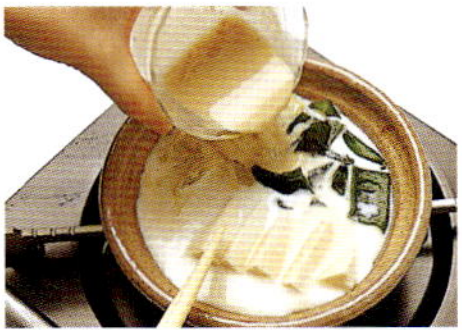

みそは牛乳でときのばして最後に加える。ほのかなみそ味で牛乳の匂いがカバーされる。

梅おかかごはん

【材料】1人分

ごはん ……………80～120g
梅干し（種を除く）………⅓個
削りガツオ……………ミニパック½袋
いり白ごま ………………小さじ1

梅干しは細かくたたき、削りガツオとごまとともに温かいごはんに混ぜる。

調理メモ＆ヒント
みそ味の牛乳料理

牛乳はみそと相性よし。牛乳なべのほかに、牛乳入りみそ汁（だし1対牛乳1）、みそ味のミルク煮（かぼちゃや芋、高野豆腐などで）やシチューは、和食派の方にもおいしくいただけます。牛乳は塩分を濃く感じさせるので、減塩対策にも有効。みそに限らず調味料は控えめに加えましょう。

覚えておくとトク!!
牛乳は高齢者の味方

牛乳やヨーグルトはカルシウム豊富で骨粗鬆症の予防に欠かせない食品です。しかも便秘や脳の老化、口内の炎症、床ずれなどを予防し、心筋を強くし、肌の健康を保つなど、高齢の方にはとくに見逃せない栄養成分が豊富。料理やデザートに、少しずつでもとり入れましょう。この本には牛乳や乳製品の料理もたくさん載っています。

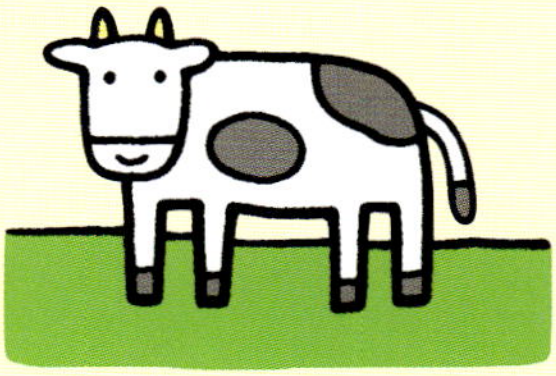

覚えておくとトク!!
器にも心遣いを

器への気配りも料理のうち。刺し身や冷ややっこの器は冷水でよく冷やして、冬の温かい煮物の器はお湯で温めてから盛ると、おいしさもより引き立ちます。ときには、食器棚の奥に眠っている食器を季節に合わせて使ってみたり、庭の小枝を箸置きにしてみるのも、趣向が変わってまた新鮮です。

［豆腐］しかないとき

副材料▶大根、にんじん、玉ねぎ

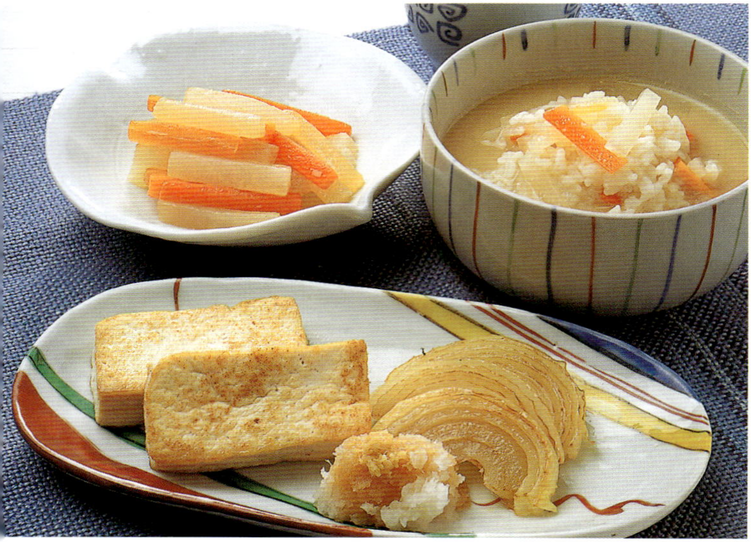

豆腐と玉ねぎのステーキの献立

豆腐と玉ねぎのステーキ
大根とにんじんのスープ煮
大根雑炊

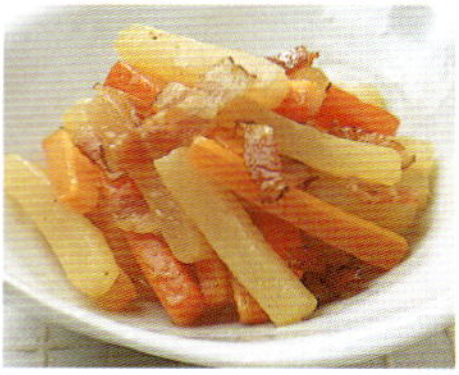

●プラスアルファ

もしベーコンかハムがあれば、野菜のスープ煮にプラスを。その場合は固形ブイヨンは不要です。

421kcal　たんぱく質12.8g　塩分2.6g

豆腐と玉ねぎのステーキ

【材料】1人分

もめん豆腐………100g（⅓丁）
玉ねぎ ……………60g（⅓個）
油…………………………大さじ½
A［おろし大根 …………50g
　 おろししょうが………少量
めんつゆ＊………………小さじ1
＊つけづゆの濃さのもの

❶①豆腐は2切れに切り、しばらくおいて自然に水きりする。

❷玉ねぎは5㎜厚さの輪切りまたは半月切りにする。

ワンポイント

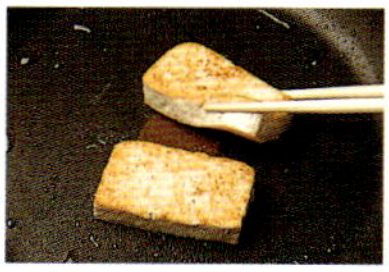

豆腐は水けをふいてから強火で焦げ目をつけるように焼く。もめん豆腐なら菜箸でも裏返せる。

❸フライパンに油を熱して玉ねぎの両面を焼き、しんなりしたらとり出す。

❹次に、豆腐の水けをふいて並べ、両面を色よく焼く。

❺器に③と④を盛り合わせ、Aを添え、食べるときにめんつゆをかける。

大根とにんじんのスープ煮

【材料】1人分

大根 ………………………40g
にんじん …………………30g
バター……………………小さじ1
A［水……………………½カップ
　 固形ブイヨン………¼個分
塩・こしょう……………各少量

❶大根とにんじんは5ミリ角くらいの拍子木切りにする。

❷バターで①をいため、Aを加えて汁けがなくなるまで煮、塩とこしょうで調味する。

大根雑炊

【材料】1人分

ごはん………………………100g
大根 …………………………50g
にんじん ……………………20g
だし…………………………1カップ
みそ………………………大さじ½強

❶大根とにんじんは短冊切りにし、だしでやわらかく煮る。

❷ごはんを加えて温め、みそをとき入れてひと煮する。

覚えておくとトク!!

盛りつけのコツ

同じ料理でも盛りつけで印象がかなり変わります。あえ物や煮物は、山高にふんわりと盛るのがコツ。小食の方には、やや大きめの器につんもりと盛ると、量が少なく感じられて箸をつける気持ちに誘われます。

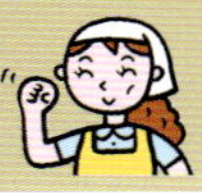

［豆腐］しかないとき

副材料▶かぼちゃ、ねぎ、きゅうり

あえ物風冷ややっこの献立

あえ物風冷ややっこ
かぼちゃの甘煮
きゅうりの酢の物
ねぎのみそ汁
ごはん（80〜120g）

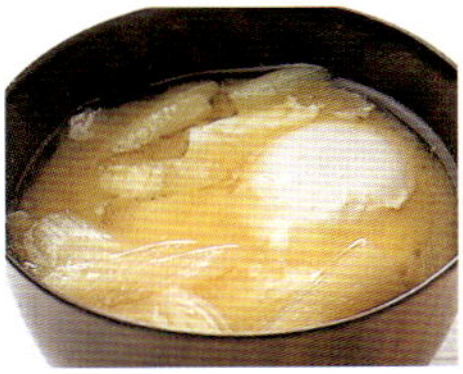

●プラスアルファ

もし卵があれば、みそ汁に落とし入れて。みそをとく前に入れて半熟状になるまで煮ます。

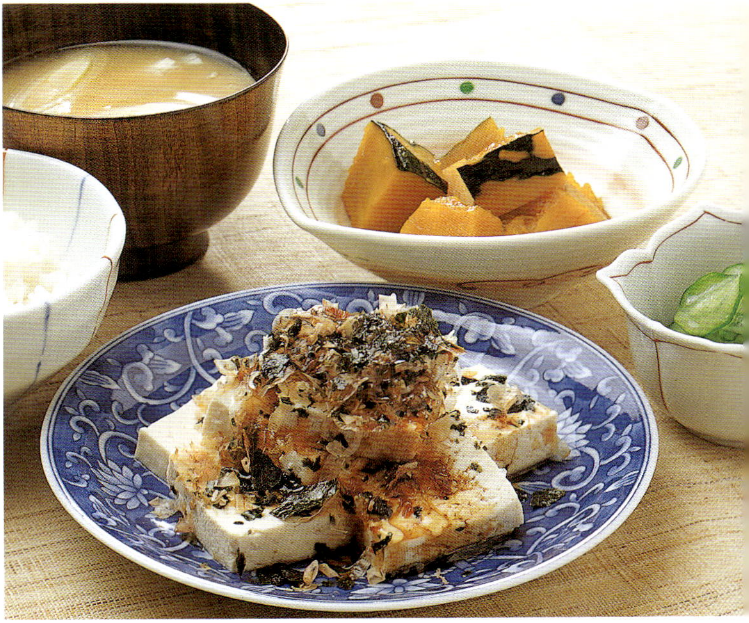

499kcal　たんぱく質20.0g　塩分2.8g

あえ物風冷ややっこ

【材料】1人分

豆腐（もめんまたは絹ごし）………………………………150g（½丁）
ねぎ……………………………少量
A
- 削りガツオ………ミニパック½袋
- もみのり……………¼枚分
- いり白ごま…………小さじ1

B
- しょうゆ……………小さじ1
- ごま油………………小さじ½

❶ねぎは薄い輪切りにして流水の下でよく洗い、水けをきる。
❷豆腐は1cm厚さの色紙形に切って器に盛り、①とAをのせ、Bをかける。

かぼちゃの甘煮

【材料】1人分

かぼちゃ…………………100g
水…………………………½〜¾カップ
砂糖……………………大さじ½強
しょうゆ…………………小さじ½

❶かぼちゃは3〜4cm角に切り、皮をところどころむく。
❷なべにすべての材料を入れ、沸騰後弱めの中火で15〜20分、汁が少し残る程度に煮上げる。

ワンポイント

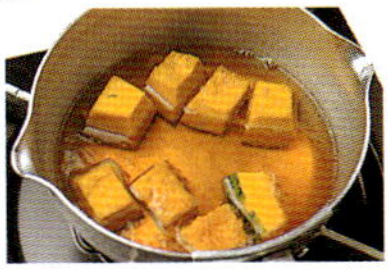

かぼちゃの甘煮はだしいらず。煮汁の材料とかぼちゃをなべに合わせて煮るだけなので手間もかからない。

きゅうりの酢の物

【材料】1人分

きゅうり…………………¼本
塩…………………………少量
A
- 酢…………………小さじ½
- 砂糖………………小さじ⅓
- だし………………小さじ1

❶きゅうりは薄切りにして塩をふり、しばらくおき、しんなりしたら軽くもんで水けをきる。
❷Aを合わせ、①をあえる。

ねぎのみそ汁

【材料】1人分

ねぎ………………………40g
だし………………………¾カップ
みそ………………………大さじ½

ねぎは斜め薄切りにし、だしに加えて煮る。みそをとき入れ、ひと煮立ちさせる。

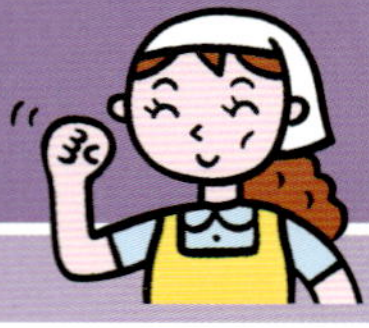

[干物魚]しかないとき

副材料▶じゃが芋、玉ねぎ、にんじん

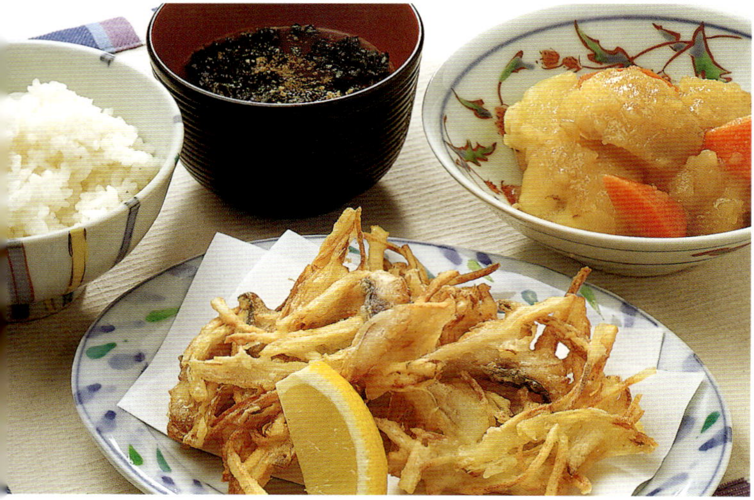

アジの干物とじゃが芋のかき揚げの献立

アジの干物とじゃが芋のかき揚げ
じゃが芋とにんじんの煮物
即席小吸い物
ごはん（80〜120ｇ）

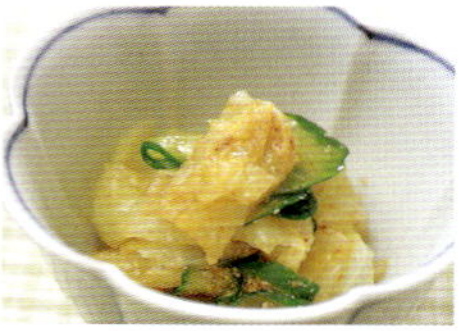

●プラスアルファ

もしキャベツがあれば、ごま酢あえ（73ページ）にしてプラス。青菜でもよいでしょう。

581kcal　たんぱく質14.4g　塩分1.6g

アジの干物とじゃが芋のかき揚げ

【材料】1人分

アジの干物……………………½枚
じゃが芋…………30ｇ（⅕個）
玉ねぎ……………………20g
A ┌小麦粉……………大さじ1⅔
　 │かたくり粉…………小さじ2
　 └牛乳…………………大さじ2
揚げ油………………………適量
レモン（あれば）…………少量

❶アジは骨と皮を除いて細く切る。じゃが芋はせん切りにして洗い、玉ねぎは薄切りにする。
❷Aを合わせて①を混ぜ、170度の揚げ油に適量ずつまとめて入れ、カリッと揚げる。
❸器に盛り、レモンを添える。

ワンポイント

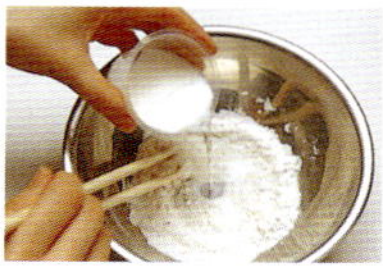

かき揚げの衣は、卵を使わなくても牛乳でＯＫ。粉はかたくり粉を混ぜるとカリッと揚がる。

じゃが芋とにんじんの煮物

【材料】1人分

じゃが芋………80g（大½個）
にんじん…………………30g
油……………………………大さじ½
だし…………………………½カップ
しょうゆ……………………小さじ½
砂糖…………………………大さじ½

❶じゃが芋は大きめの一口大に切り、にんじんは小さい乱切りにする。
❷なべに油を熱して①をいため、だしを加え、ひと煮立ちしたら調味料を加えて15〜20分、煮汁が少し残る程度まで煮る。

即席小吸い物

【材料】1人分

熱湯……………………………½カップ
塩………………………………0.6ｇ
だしの素・しょうゆ……各少量
焼きのり・すり白ごま…各少量
しょうがのせん切り………少量

椀に湯以外の材料を入れ、熱湯を注ぐ。

調理メモ＆ヒント

揚げ物を手軽にする工夫

１人分の揚げ物は、ミルクパンのような小ぶりで深みのあるなべで揚げると、油が比較的少なくてすみ、油はねも防げます。油きりは、こんろについている魚焼きグリルの焼き網を使うと便利。受け皿に広告紙を敷いておけば、あとかたづけも楽です。

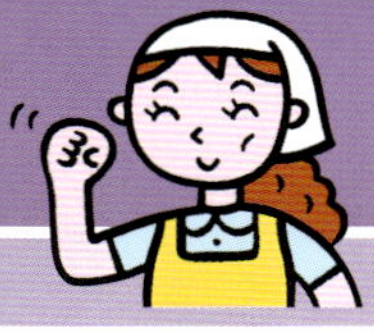

［魚介練り物］しかないとき

副材料▶玉ねぎ、トマト、大根

さつま揚げと玉ねぎの煮物の献立

さつま揚げと玉ねぎの煮物
トマトのおろしあえ
玉ねぎのみそ汁
ごはん（80～120g）

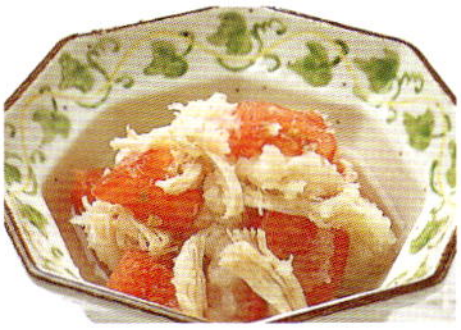

●プラスアルファ
もし鶏肉があれば、ゆでるか電子レンジで加熱して細く裂き、おろしあえに加えて。ハムでも合います。

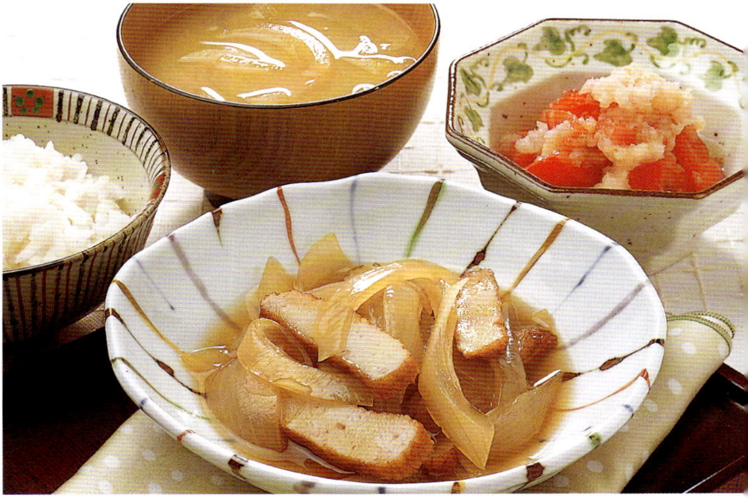

387kcal　たんぱく質13.4g　塩分3.6g

さつま揚げと玉ねぎの煮物

【材料】1人分

	さつま揚げ	50g（1枚）
	玉ねぎ	80g（小1/2個）
	油	少量
A	だし	1/2カップ
A	しょうゆ	小さじ1
A	みりん	小さじ1
	こしょう	少量

❶さつま揚げは5mm幅の短冊形に、玉ねぎは1cm幅に切る。
❷なべに油を熱して玉ねぎをさっといため、Aを加え、さつま揚げを入れて中火で煮る。
❸玉ねぎがしんなりしたら火を消し、こしょうをふる。
＊あればさやえんどうや小松菜を加えて煮るとよい。

トマトのおろしあえ

【材料】1人分

トマト	60g（小1/2個）
大根	100g
酢	小さじ2
砂糖	小さじ1
塩	0.4g

❶トマトは2cm角に切る。
❷大根はおろして水けを軽くきり、調味料を混ぜ、トマトを加えてあえる。

ワンポイント

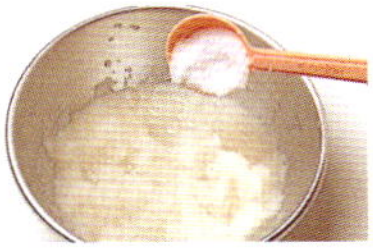

おろし大根に酢、砂糖、塩を混ぜると、さわやかでしっとりとしたあえ衣に。青菜、きゅうり、もやしなども合う。

玉ねぎのみそ汁

【材料】1人分

玉ねぎ	70g（小1/2個）
だし	3/4カップ
みそ	大さじ1/2

玉ねぎは5mm厚さに切り、だしに加えて煮、火が通ったらみそをとき入れ、ひと煮立ちさせる。

覚えておくとトク!!

食事中の会話

人は食べることと話すことは同時にはできないもの。食事中は、返事を要する質問はなるべく控えましょう。返事をしようとして、むせたりすることもあります。ただし、「ゆっくり召し上がってください」といった声かけはたいせつです。

高齢者の元気を保つ食事作り
ここがポイント

●高齢になると、歯、内臓、筋力などさまざまな体の機能が低下し、運動量も減ってくるため、「かむ力や飲み込む力が弱くなる」「便秘や下痢をしやすくなる」「食が細る」「骨が弱る」などの変調が起きてきます。また、内分泌機能や血管の弾力性の低下などの影響で、血圧や血糖値、血中脂肪値が上がりやすくなり、動脈硬化も進行します。とくに以前からその傾向がある人は注意が必要です。

●食の好みにも変化が起きやすくなります。油っこいものや水けの少ないかたいものを敬遠する人が増えてきます。また、味覚の低下によって、濃い味を求める傾向もみられます。

●そのように体調や食嗜好が変化しやすい時期に、買い物や食事作りが満足にできないと、食事がいいかげんになりがちです。それが続くと、栄養のアンバランスから動脈硬化や痴呆も進行しやすく、骨や筋力も弱くなり、気力も低下しやすいのです。

●そうならないように手助けをするのが、ホームヘルパーの役割の1つ。高齢者の元気を保つ食事のポイントをおさえておきましょう。

＊食品の具体的な摂取目安量については、32ページをごらんください。

1 ●肉や魚、牛乳、卵、大豆製品をまんべんなくとる

◆たんぱく質は、血や肉を作る源。東京都老人総合研究所（現・東京都健康長寿医療センター研究所）の調査によると、肉や牛乳や油脂をきちんと食べる高齢者ほど、知的な活動能力が低下しにくく、寝たきり予防によいと報告されています。

◆たんぱく質を不足なくとると、床ずれもできにくいことが知られています。

◆高齢になると、あっさりした魚や豆腐ばかり、という人も増えてきますが、肉や卵や牛乳も32ページのようにバランスよくとるようにしましょう。

◆牛乳は、カルシウムも豊富で、骨粗鬆症予防にも必須です。

＊腎臓病の方はたんぱく質を制限されることがあります。

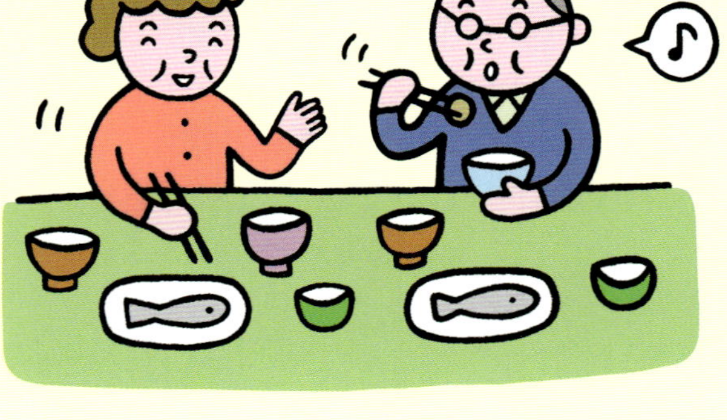

2 ●野菜類は、いろいろな種類を加熱してたっぷりとる

◆野菜や芋、海藻やくだものは、ビタミンやミネラル、食物繊維の供給源。高血圧や糖尿病、高脂血症、また、高齢者に多い便秘の改善にも役立ちます。

◆ただし、ごぼうのような繊維のかたいものをとりすぎると、おなかが張ることがあるので、気をつけましょう。

◆野菜は、加熱すると量を無理なくとれて、胃への負担も少なく、食物繊維も利用されやすくなります。季節の素材をいろいろとり入れて、食卓に変化をつけましょう。

3 ●穀物や油脂も欠かさずに

◆穀物は、エネルギー源であるのはもちろん、食物繊維やビタミンなどの供給源にもなります。

◆油脂は、少量でエネルギーが高いので、小食の人のエネルギー補給にも役立ちます。脂溶性ビタミン（ビタミンＡ、Ｄ、Ｅ、Ｋ）の吸収促進や生体機能の調整にも欠かせません。

◆ただ、どちらもとりすぎれば、肥満や糖尿病、高血圧などを招くので、適量を守ることが肝心です。

4 ●塩分は控えめに

◆塩のとりすぎは、高血圧や動脈硬化を促進させ、腎臓機能にも負担をかけます。

◆健康のためには、塩分は１日７～９g以下、１食分では２～３g以内を目標に。うす味を心がけ、塩分の高い加工食品はなるべく控えめにしましょう。

＊高血圧や腎臓病などでは塩分は１日６g以下を求められることもあります。

◆ただし、味つけは食欲を大きく左右するので、相手の好みや体調などに合わせて、臨機応変な対応をすることもたいせつです。食欲のないときには、少量の梅干しやつくだ煮をおかゆに添えて食欲増進をはかることも必要です。

5 ●消化がよく、食べやすい調理を

◆高齢になると歯や歯茎の状態や消化機能も低下し、唾液の分泌も減り、また、のどにものがつかえやすくなります。かたいものやパサついたものは控えめにし、のど越しのよいように切り方や調理法をくふうしましょう。

◆ただ、咀嚼・嚥下機能がとくに低下しているのでなければ、ほどほどにかみごたえのあるものも献立に組み入れるようにしましょう。かむことは、口腔内の機能を高め、唾液の分泌を促して消化を助けます。また、免疫力を高め、脳を活性化させて痴呆を予防する効用もあります。

＊かむ・飲み込む機能の低下した人の食事の注意については62ページをごらんください。

1日にとりたい食品はこれくらい

- 高齢の方が健康に過ごすために、毎日とりたい食品のおよその目安を、右に示しました。70歳以上で大半を家で過ごす人（活動量の低い人：摂取エネルギーの目安は、女性で1450kcal、男性で1850kcalくらい）にほぼ見合った分量です。
- 第１群から３群までの食品は、腎臓病などの病気で特別な食事制限を必要としない限り、だれもが共通してとりたい目安量です。第４群の穀物や油脂、砂糖は、年齢や性別、体格、活動量などによって量を加減します。活動量の少ない人は主食を減らし、活動量の多い人は、主食のほかに、肉や魚もやや増やすようにします。日によってとる食品や量には偏りがあるものですが、３〜４日の間でほぼバランスがとれるように、「軌道修正」の指標とするとよいでしょう。
- ただし、高齢者の食事の量や内容は、身体機能の状況や精神的状況、長年の食習慣にもかなり左右されます。おいしく無理なく食べていただくことがまず第一ですから、その人その人の心身の状態をよく見て、無理のない範囲で、ゆるやかに栄養バランスを整えるとよいでしょう。
- この目安量は、糖尿病や高血圧症、脂質異常症、肥満などの改善にもおすすめです。ただ、症状によって特殊な制限を必要とする場合もあるので、医師や栄養士からの指導がある場合は、それに従ってください。

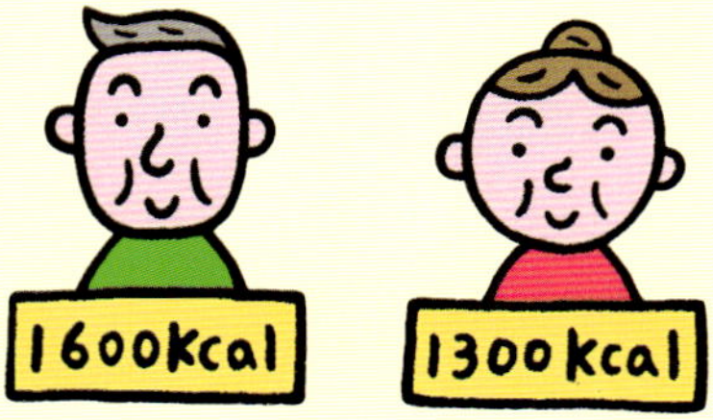

水分補給をこまめに

人は高齢になるにつれて体の水分量が徐々に減ってきます。また、暑さや乾燥、発熱などで体が水分を欲していても、その感知機能が弱くなるため、脱水ぎみになりやすい傾向があります。そんなときは、入れ歯が唇にひっかかる、脇の下や手指がかさかさになる、動作や反応が鈍る、などの変調がシグナルとなります。

水分は食事でとるほかに、１日に１〜1.5リットルくらいは補給したほうがよいので、食後、散歩の後、おしゃべりタイムなどに、お茶をこまめに飲んでいただくようにしましょう。汁物も水分のうちですが、塩分があるので１日１〜２杯までが適量です。状況にもよりますが、甘い飲み物はなるべく避けるのが望ましいでしょう。

高齢者が１日にとりたい食品の目安（4つの食品群による）

第1群　栄養を完全にする食品

★卵　　鶏卵　１個（50〜55ｇ）

★牛乳・乳製品　　牛乳やヨーグルト
カップ１〜2杯（200〜250ｇ）

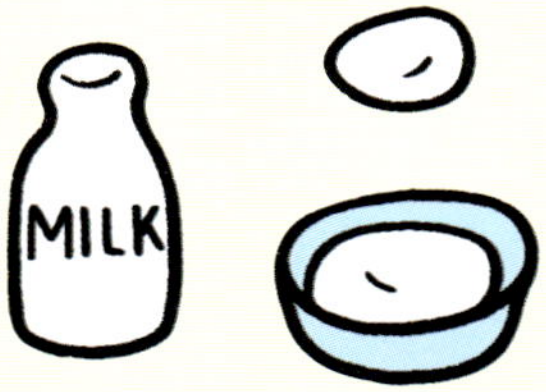

第2群　血や肉を作る食品

★魚介類　　切り身魚　１切れ（50ｇ）

★肉類　　薄切り肉　2〜3枚（50ｇ）

★大豆・大豆製品　　豆腐や納豆（80ｇ）
（豆腐⅙丁と納豆ミニパック１個）

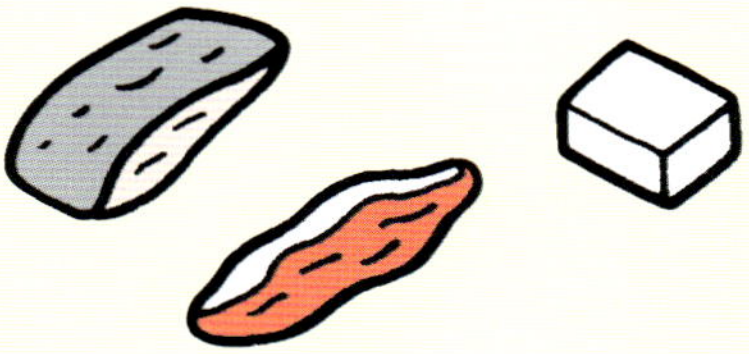

第3群　体の調子をととのえる食品

★野菜　　緑黄色野菜　120ｇ以上
（青菜、にんじん、かぼちゃ、トマト、ブロッコリーなど）

淡色野菜　200〜250ｇ
（大根、キャベツ、白菜、ねぎ、ごぼう、れんこん、
きゅうり、なすなど）（きのこや海藻も含めて）

★芋　　じゃが芋　１個（100ｇ）

★くだもの　　オレンジ　１個（100〜200ｇ）
（りんごなら½個くらい）

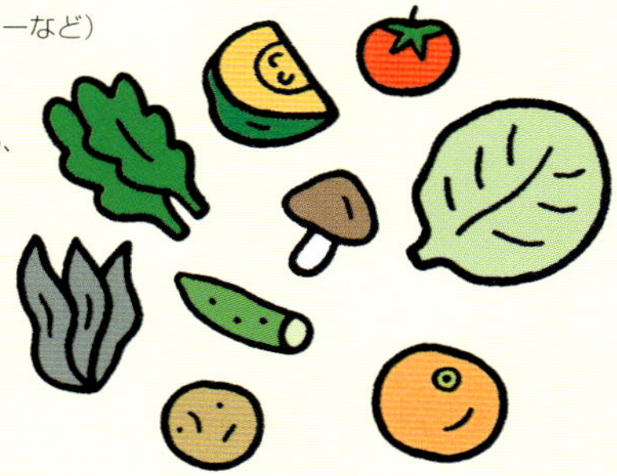

第4群　力や体温となる

★穀物　　ごはん　茶碗に３杯（350〜500ｇ）
（パンなら１食に6枚切り食パン１〜1.5枚、
めんなら１食に½〜１玉くらい）

★油脂　　油　大さじ１（15ｇ）

★砂糖　　砂糖　大さじ½〜１（5〜10ｇ）

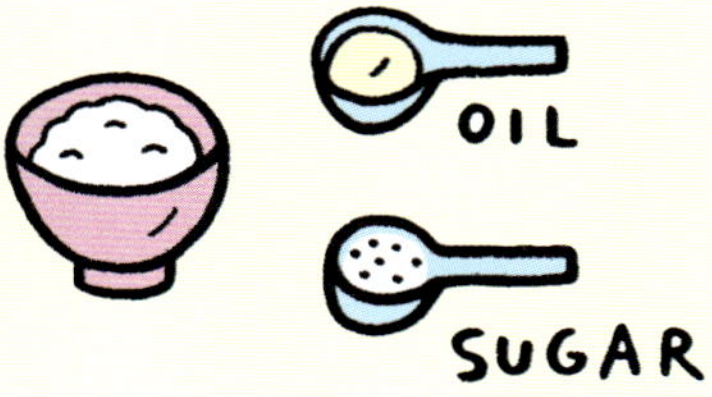

1回の食事でとりたい食品はこれくらい

魚または肉　1切れ（50g）

＊ときには卵や大豆製品でもかまいません。1日のうちの他の2食と重ならないものを使うようにしましょう。

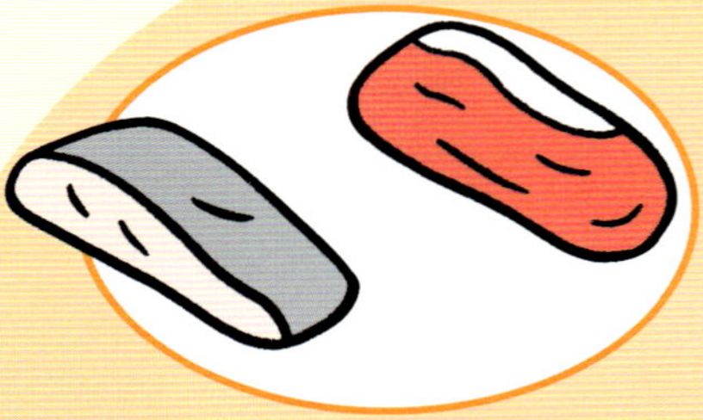

野菜類

切ったもの両手に1杯（100～150ｇ）

＊最低1/3は緑黄色野菜にし、きのこや海藻もなるべくとり入れるようにしましょう。

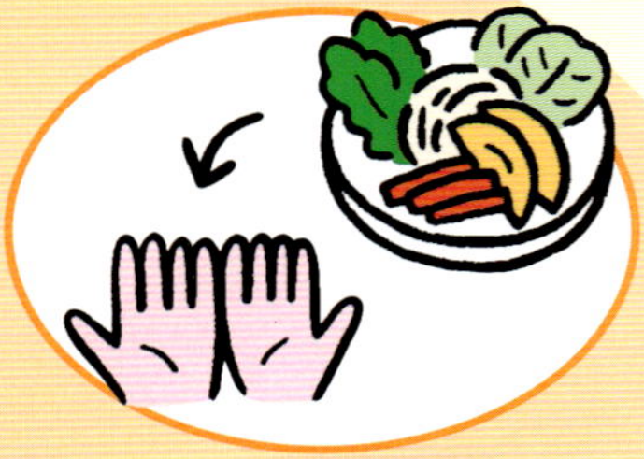

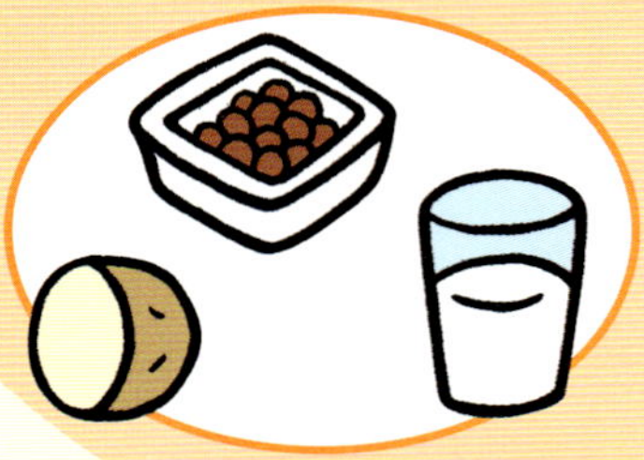

芋　2～3切れ（50ｇ）
豆腐などの大豆製品　50ｇ
牛乳　1/2～1カップ

＊芋、大豆製品、牛乳は、1日の食事のどこかでとればよいのですが、他の食事の様子がわからないときや、とれていない様子のときは、ときどき組み入れるくふうをしましょう。

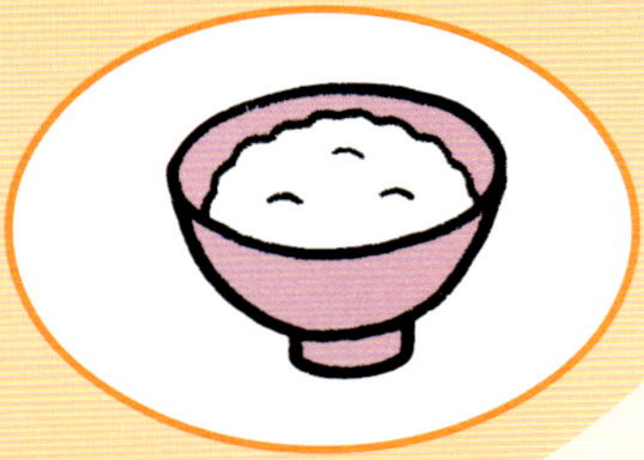

ごはん　茶碗に1杯（120～170g）

＊ときにはめんやパンでもよいのですが、基本はごはんに。

献立作りは、5つのバランスを考えて

献立は、以下の5つの点でそれぞれバランスを考えて立てると、栄養も味わいも見た目も調和がとれて、塩分や油脂のとりすぎも自然に抑えられます。

- **食品のバランス**：動物性のたんぱく質食品、大豆製品、野菜、芋、海藻、穀物など
- **味のバランス**：塩味、しょうゆ味、みそ味、酢味、甘い味、バター味など
- **色のバランス**：緑のもの、赤いもの、黄色いもの、白いもの、茶色や黒いものなど
- **温度のバランス**：温かいものと冷たいもの
- **調理法のバランス**：ソテー、揚げ物、煮物、蒸し物、あえ物、汁物など

献立作り、このスタイルを基本に！

[主食とおかずが別々の場合]

●主菜
魚、肉、卵などのたんぱく質源を使ったメインのおかず。野菜をいっしょに添えるとボリューム豊かに。

●副菜
野菜類、芋、大豆製品などを使ったサブのおかず。

●主食
ごはん、めん、パン。

●汁物または副々菜
野菜類、芋、大豆製品などを使った汁物や小鉢物。

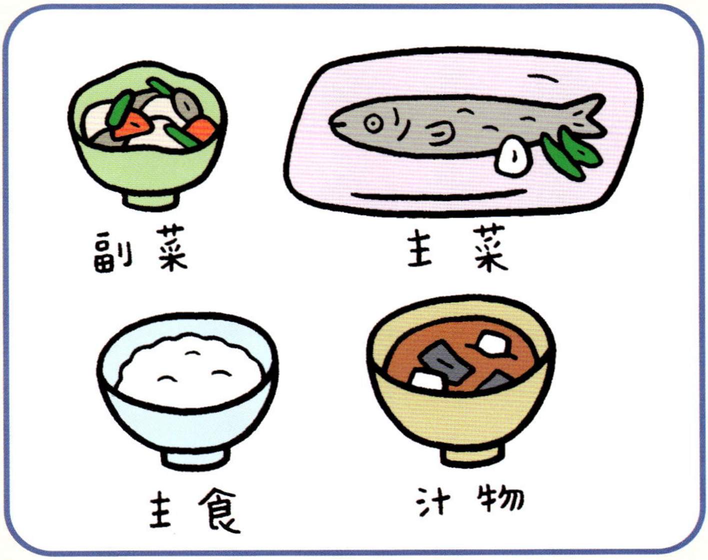

＊たんぱく質源を主に使ったおかずは１つを基本にします。刺し身と卵焼き、というように、たんぱく質源のおかずばかりを並べないように気をつけましょう。できれば食材は少量ずついろいろな種類をとり合わせるようにします。

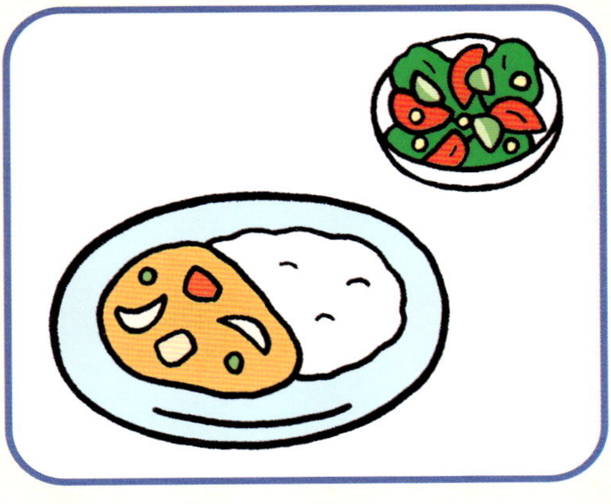

[主食とおかずをまとめた場合]

●主菜＋副菜＋主食
ごはんやめんと主菜や副菜が１つになった、カレーライス、どんぶり物、焼きそばなど。

●汁物または副々菜
野菜類、大豆製品などの汁物や小鉢物。

＊主食とおかずを組み合わせた料理にも、小鉢や汁物を一品添えましょう。メインの料理に使われていない野菜や海藻、芋、大豆製品などを使うようにします。

料理じょうずノート

減塩対策あれこれ

濃い味好みの方は、最初はうす味に物足りなさを感じますが、しだいに舌が慣れ、素材自体のうまみをよく感じることができるようになります。新鮮な良い素材を使って、その持ち味を生かすようにしましょう。

おいしいだしを使う

だしのうまみがきいていると、うす味でも濃く感じます。しょうゆは同量のこんぶだしで割れば、おいしい減塩しょうゆに。（だしについては49・79ページをご参考に。）

油を使う

油を使うとそのコクと風味が加わり、油の膜で塩味を表面に感じやすいので、少しの塩けでもよくききます。

酸味をとり入れる

酢やかんきつ類の酸味には、うす味をカバーする役目があります。酸味が強いとむせやすいので、だしや水や油で割ると安心です。オレンジやグレープフルーツの実をあえ物やおすしなどに使うと色味も香りも向上します。

香りをきかせる

ごま、しょうが、青じそ、木の芽、ねぎ、にんにく、みょうが、また、削りガツオ、のり、七味とうがらしや粉ざんしょう、こしょう、タイムなどを料理に活用すると、香りが調味役になります。

表面味をきかせる

ソテーや煮物は、表面にやや濃い目に味をからめると、舌にその味を強く感じるので、中はうす味でも満足できます。煮物やいため物、蒸し物は、うす味で調理して最後に、汁けにかたくり粉でとろみをつけると、材料にからまって濃く感じます。

料理の味にメリハリをつける

献立のどの料理もうす味だと、物足りなさがいつまでも残ります。メインの照り焼きはちょっと濃い目に、そのかわりお浸しはごま風味でうす味に、というように、メリハリをつけたほうが、満足感が高まります。

汁は実だくさんに

実を多くすれば液体の量が減らせるので、減塩につながります。お椀を小ぶりにするのも一法で、同じ量でもたっぷりに感じられます。

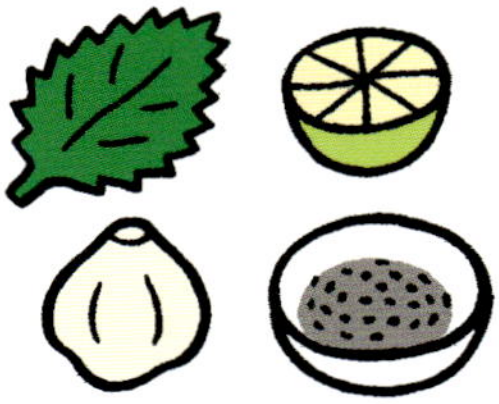

レパートリーを増やそう

おなじみ素材の一品料理

栄養バランスを考えた
献立ヒントつき！

身近にある材料の調理法をいろいろ覚えておくと、どんな状況にも対応できる自信が生まれて、食事作りが楽しくなります。基本的な料理から応用料理まで、素材別の手軽な料理をご紹介しましょう。

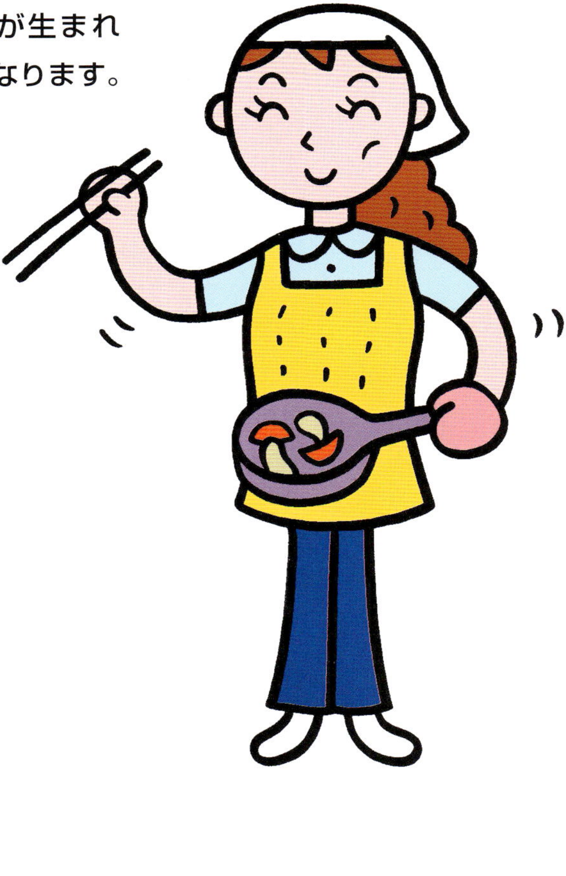

【卵で】良質たんぱく質も鉄もビタミンAも豊富な卵。コレステロールの高い方は2日に1個程度に。

さっとできてカルシウムやビタミンがたっぷり

チーズ入りにら玉

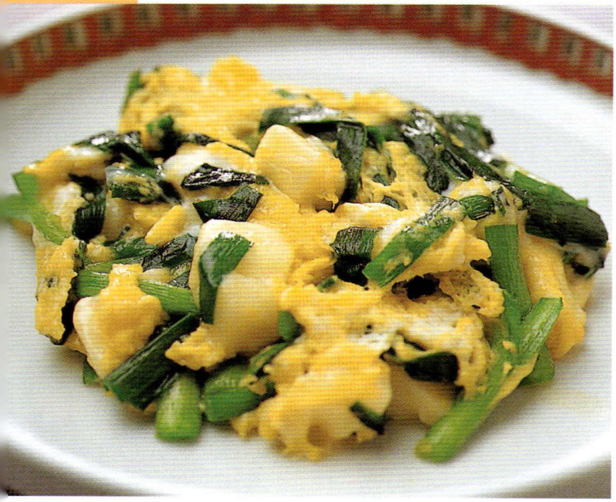

【材料】1人分

卵	1個
プロセスチーズ	15g
にら	30g（⅓束弱）
油	大さじ½
塩	0.3g
こしょう	少量

❶チーズはさいの目切りにし、にらは3cm長さに切る。卵は割りほぐす。

❷フライパンに油を熱してにらをいため、塩とこしょうで調味する。

❸卵とチーズを加え、強めの火で箸を大きく動かしながら混ぜ、半熟状になったら火を消し、すぐ器に盛る。

196kcal　たんぱく質10.7g　塩分0.9g

応用　にらのかわりに小松菜や青梗菜、せん切りのさやえんどうなど。

献立ヒント！　キャベツときのこのごま酢あえ
豆腐とわかめのスープ

蒸し器がなくても普通のなべでできる

空也蒸し

【材料】1人分

	卵	½個
	絹ごし豆腐	50g（⅙丁）
A	だし	½カップ
A	塩	0.6g
A	しょうゆ	少量
B	だし	大さじ4
B	塩	0.6g
	かたくり粉	小さじ½
	水	小さじ1
	わさび	少量

❶豆腐は軽く水けをきり、蒸し茶碗に入れる。

❷卵はときほぐし、Aを加えて泡立てないように混ぜ、①の器に注ぐ。

❸大きめのなべに5cmくらいまで水を入れて煮立て、②を入れ、ふたをして湯が静かに煮立つ程度の火で12〜15分蒸す。

❹小なべでBを煮立て、かたくり粉の水どきを加えてとろみをつける。

❺③に④をかけ、わさびをのせる。

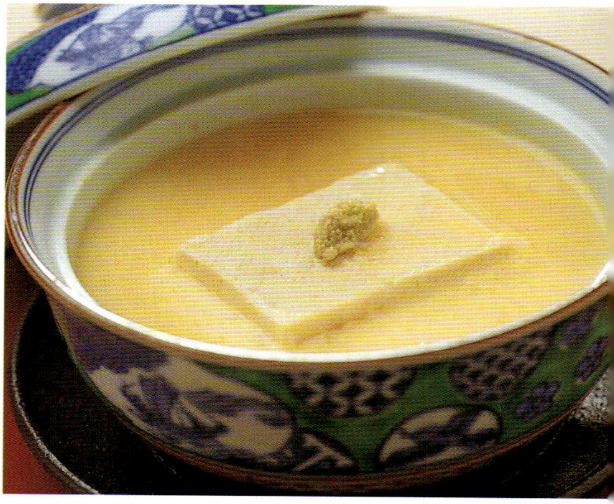

76kcal　たんぱく質6.1g　塩分1.2g

献立ヒント！　白菜とねぎと豚肉のいため煮
ほうれん草のごまあえ（17ページ）

甘酢あんでボリューム感が倍増

ツナのカニ玉風

【材料】1人分

卵 ……………………1個
ツナ（油漬け缶詰め）…20g
A［ねぎのみじん切り…大さじ1
　 塩・こしょう…各少量
油 ……………………大さじ1強
B［だし………………1/3カップ
　 しょうゆ・砂糖・酢…各小さじ1
［かたくり粉………小さじ1/2
　水…………………小さじ2
三つ葉または小ねぎ…少量
しょうが汁……………少量

❶卵は割りほぐし、油をきったツナとAを加えて混ぜる。
❷フライパンに強火で油を熱して①を流し入れ、フライ返しで大きく混ぜ、固まりはじめたら丸く形を整え、裏返してさっと焼き、皿に盛る。
❸小なべでBを煮立てて三つ葉を1cmに切って加え、水どきかたくり粉を加えてとろみをつけ、しょうが汁を加え、②にかける。

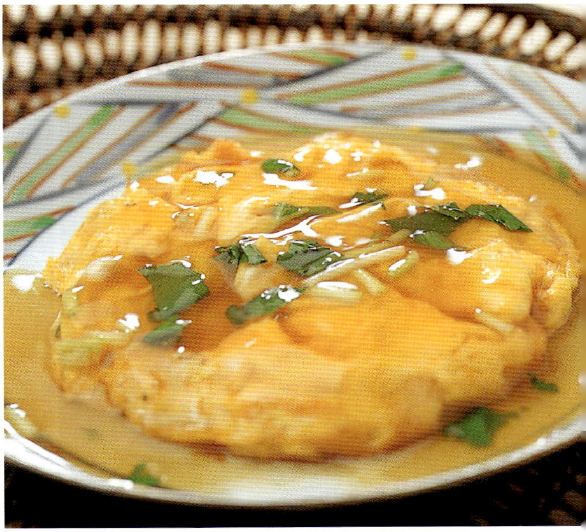

279kcal　たんぱく質11.3g　塩分1.5g

献立ヒント！ ブロッコリーのからしあえ
じゃが芋と玉ねぎのみそ汁

食物繊維をプラスして

わかめ入り卵焼き

【材料】1人分

卵 ……………………………1個
［わかめ…………………もどして10g
　しょうゆ…………………少量
塩 ……………………………0.4g
砂糖 …………………………小さじ1/2
油 ……………………………少量

❶わかめは一口大に切り、しょうゆをかける。
❷卵はほぐして塩と砂糖を加え、①を混ぜる。
❸小ぶりのフライパンを熱して油を敷き、卵液を流して大きくかき混ぜ、半熟状になってきたら端からくるりと巻き、表面全体を軽く焼いて形を整える。
❹食べやすい大きさに切って器に盛る。

応用　中に入れる具はゆでたほうれん草、のり、ひじきの煮物なども合う。

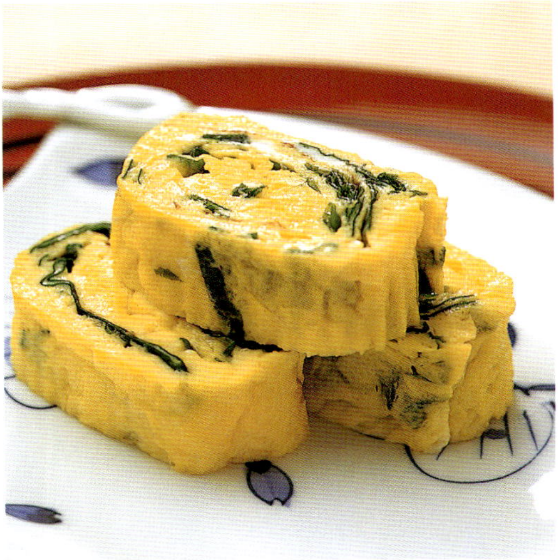

105kcal　たんぱく質7.0g　塩分0.9g

献立ヒント！ 肉じゃが（67ページ）
青菜ときのこのすまし汁

【切り身魚で】

骨の強化を助けるビタミンDの補給源としても大切な魚。
たんぱく質も脂質も優良。

トマト100gもいっしょにとれる

切り身魚のトマト煮

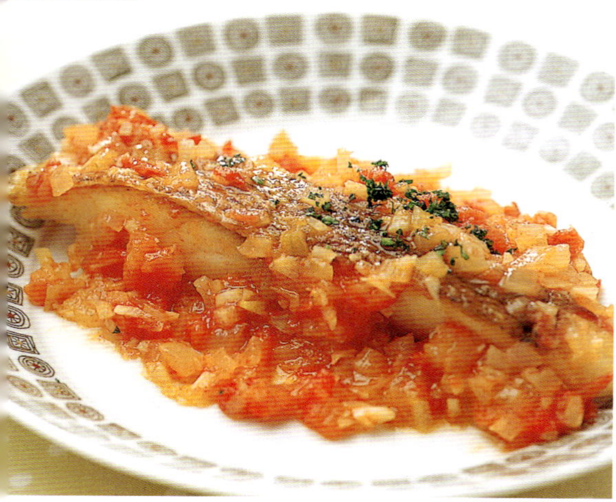

264kcal　たんぱく質17.6g　塩分0.7g

【材料】1人分

切り身魚（タイ、カジキなど）
………1切れ（70〜80g）
- 塩 ……………………0.4g
- こしょう ……………少量

トマト …100g（小1個）

A
- 玉ねぎ ……50g（¼個）
- にんにく…………少量

油 …………………………小さじ2
水 …………………………大さじ3

B
- 塩・砂糖…………各少量
- こしょう……………少量

パセリのみじん切り ……少量

❶魚は塩とこしょうをふる。トマトはあらく刻み、Aはみじん切りにする。
❷フライパンに油の半量を熱して魚を両面から焼き、とり出す。
❸残りの油を足してAをいため、トマトと水を加えて煮、とろみがついたらBで調味する。
❹魚をもどしてさっと煮、器に盛ってパセリをふる。

献立ヒント！　ゆでなすと青じそのしょうがじょうゆあえ
きのことセロリのスープ

こくのあるごまだれで

切り身魚のホイル焼き

【材料】1人分

切り身魚（タラ、サワラなど）…
………1切れ（70〜80g）
塩・酒……………………各少量
玉ねぎ ……………………30g
わかめ ………もどして15g
生しいたけ ……………小2枚

A
- しょうゆ ………大さじ½
- みりん・酒 …各小さじ1
- すり白ごま ……小さじ½

❶魚は塩と酒をふる。玉ねぎは厚めの輪切り、わかめは一口大に切る。しいたけは軸を除く。
❷アルミ箔を約20cm四方に切り、玉ねぎ、魚、わかめの順にのせてしいたけを添え、アルミ箔を立てて周囲を囲うように包む。
❸Aを混ぜてかけ、上面は開けたままオーブントースターに入れて約10分焼く。

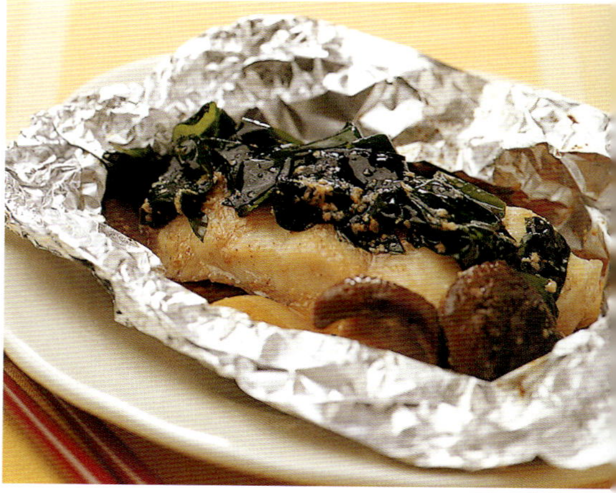

106kcal　たんぱく質15.3g　塩分2.0g

献立ヒント！　かぼちゃのレモン煮（86ページ）
キャベツと油揚げのみそ汁

いっしょに煮たごぼうがまたおいしい

白身魚とごぼうの煮つけ

【材料】1人分

白身魚(タイ類、ギンダラ、カレイなど)… 1切れ(70~80g)
ごぼう ……………………………20g
A
- 水 ……………………………1/3カップ強
- 酒 ……………………………大さじ2
- しょうゆ ………………………大さじ1/2弱
- 砂糖 …………………………大さじ1/2
- しょうがの薄切り ………………3枚

しょうがのせん切り(水にさらす) ………少量

❶ごぼうは皮をこそげむき、4cm長さで縦2～4つ割りにして水にさらす。
❷なべにAを合わせて煮立て、魚を皮を上にして入れ、ごぼうを脇に入れ、中火弱で10～15分、ときどき煮汁をかけながら煮る。
❸器に盛って煮汁をかけ、しょうがのせん切りを煮魚にのせる。

応用 いっしょに煮る野菜は、れんこん、大根、うど、ねぎ、きのこ、わかめなど。

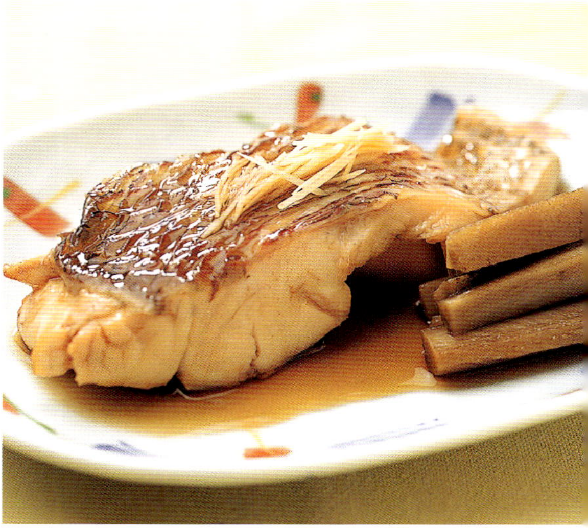

184kcal　たんぱく質17.3g　塩分1.2g

献立ヒント! ブロッコリーと長芋のからしマヨネーズあえ
豆腐とねぎの小吸い物

蒸した魚は身がしっとりとやわらかい

切り身魚と豆腐のちり蒸し

【材料】1人分

切り身魚(タイ、タラ、サケなど) ……………小1切れ(50g)
A
- 塩 ……………0.4g
- 酒 ……………小さじ1

もめん豆腐 …70g(1/4丁)
こんぶ……………5cm
しめじ ……4～5本
三つ葉 …………少量
B
- 大根…………50g
- 赤とうがらしまたは七味とうがらし ……………少量

ポン酢しょうゆ……小さじ1

❶魚は2切れのそぎ切りにして塩と酒をふる。こんぶは水に湿らせてもどす。
❷豆腐は厚みを半分に切る。
❸器にこんぶを敷き、豆腐、魚、豆腐の順にのせてしめじを添える。
❹大きめのなべに湯を3cmほど張って器を入れ、ふたをして7～8分中火で蒸す。三つ葉を3cmに切ってのせ、ふたをして火を消す。
❺Bを混ぜて添え、ポン酢しょうゆをかける。
＊蒸すかわりにラップをかけて電子レンジ(500W)で1分ほど加熱し、そのまま蒸らしてもできる。

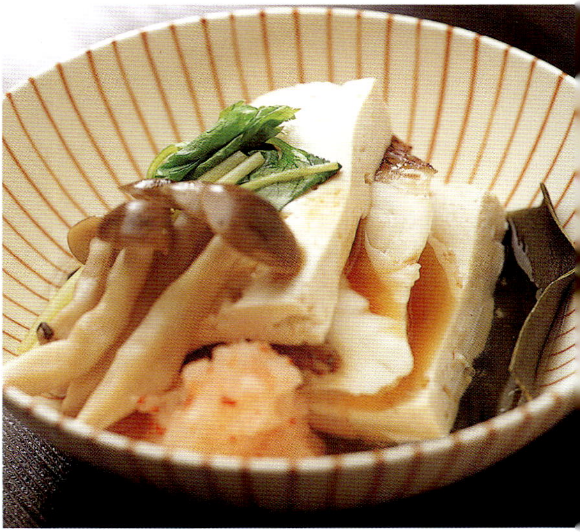

165kcal　たんぱく質16.5g　塩分0.9g

献立ヒント! さつま芋のバター風味煮
春菊ののりあえ

【切り身魚で】

血液のよどみを防ぐ脂肪酸が多いのは青背の魚。
ビタミンも充実。

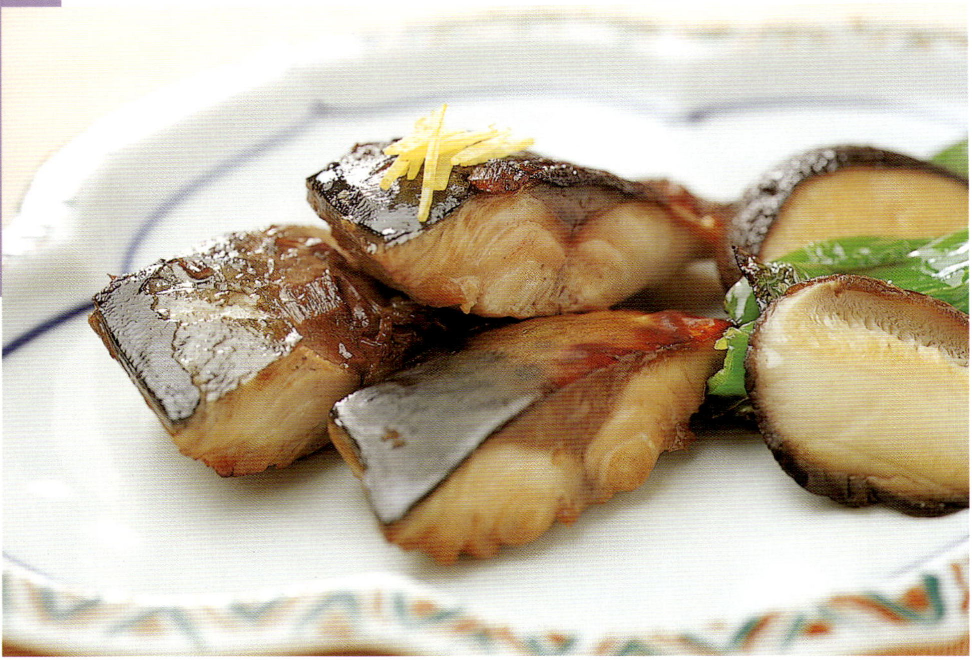

263kcal　たんぱく質16.8g　塩分1.8g

下味つけはポリ袋を使うと手軽で味も均一になじむ

切り身魚の幽庵焼き

【材料】1人分

切り身魚（サバ、サワラ、サケなど）…1切れ(70~80g)
A—しょうゆ・酒・みりん …………各大さじ½
ピーマン ……………………………1個
生しいたけ …………………………1枚
油 ……………………………………小さじ2
塩・こしょう ………………………各少量
ゆずの皮のせん切り ………………少量

❶魚は2～3切れに切り、ポリ袋に入れてAを加えて混ぜ、20分ほどおく。

❷ピーマンは縦6等分に切り、しいたけは半分にそぎ切りにする。

❸フライパンに油小さじ1を熱して②をしんなりといため、塩、こしょうをふり、とり出す。

❹フライパンの汚れをふきとって残りの油を熱し、魚を汁けをきって並べ、全体を焦がさないようにじっくりと焼く。つけ汁が残っていれば最後に入れてからめる。

❺器に魚を盛ってゆずの皮をのせ、③を手前に添える。

覚えておくとトク!!

酢では死なないアニサキス

サバ、イカ、アジなどの近海魚によく寄生するアニサキスの幼虫は、激しい腹痛や嘔吐を起こさせることもあります。加熱か1日以上の冷凍で死滅しますが、酢には強いので要注意。

献立ヒント!
さつま芋のヨーグルトあえ（69ページ）
かぶとかぶの葉のみそ汁

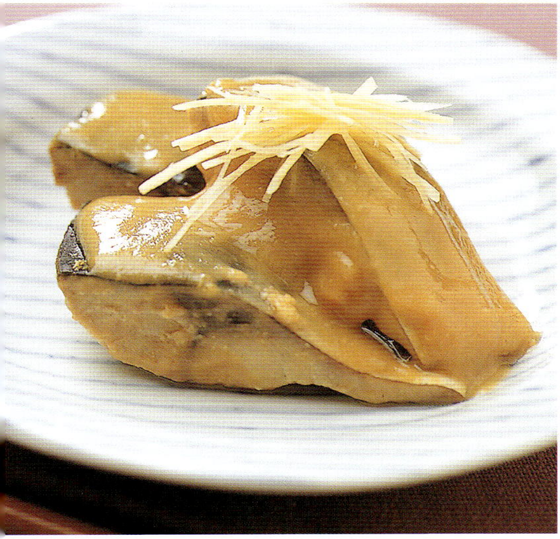

193kcal　たんぱく質16.7g　塩分1.4g

献立ヒント！
青梗菜の甘酢あえ
けんちん汁

魚は小さく切ると食べる量の調節もしやすい

サバのみそ煮

【材料】1人分

サバ ……………………1切れ（70～80g）
A┌水 ……………………………½カップ強
　│酒 ……………………………大さじ1
　│みそ …………………………大さじ½
　│砂糖 …………………………小さじ2
　└しょうがの薄切り …………………2枚
しょうがのせん切り（水にさらす） ………少量

❶サバは2～3切れに切る。
❷小ぶりのなべにAを入れてみそをとかし、火にかける。熱くなったら魚を皮を上にして並べ、中火弱で約10分、ときどき煮汁をかけながら煮る。
❸魚を器に盛って煮汁をかけ、しょうがのせん切りを天盛りにする。

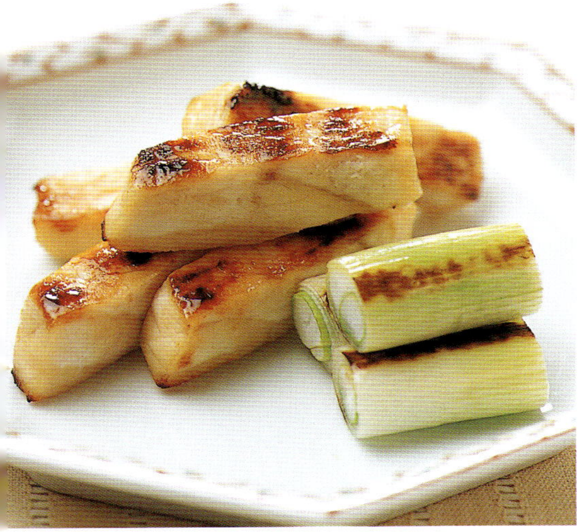

165kcal　たんぱく質22.0g　塩分1.4g

献立ヒント！
たたき長芋とわかめのごま油風味の酢の物
青梗菜と豆腐のスープ煮（74ページ）

20～30分みそだれにつけ込めばOK

カジキのみそ漬け焼き

【材料】1人分

カジキ ………………… 1切れ（80～100g）
塩 ……………………………………………少量
A┌みそ ……………………………大さじ1⅓
　└砂糖・酒 ………………………各大さじ1
ねぎ ……………………………………………½本

❶カジキは5切れの棒状に切り、塩をふって5～10分おく。
❷Aをポリ袋に入れてもみ混ぜ、魚を入れてよく混ぜ、20～30分おく。
❸ねぎは3cm長さに切る。
❹魚についたみそをぬぐい落として魚焼きグリルの網にのせ、ねぎも脇に並べ、両面を香ばしく焼く。油少量を敷いたフライパンで焼いてもよい。

応用	白身魚、ホタテ貝柱、モンゴウイカ、鶏肉、豚肉などでも代用可。

【その他の魚で】

いろいろな魚をとるのが健康の秘訣。
干物、すり身、身を開いた魚なども活用して。

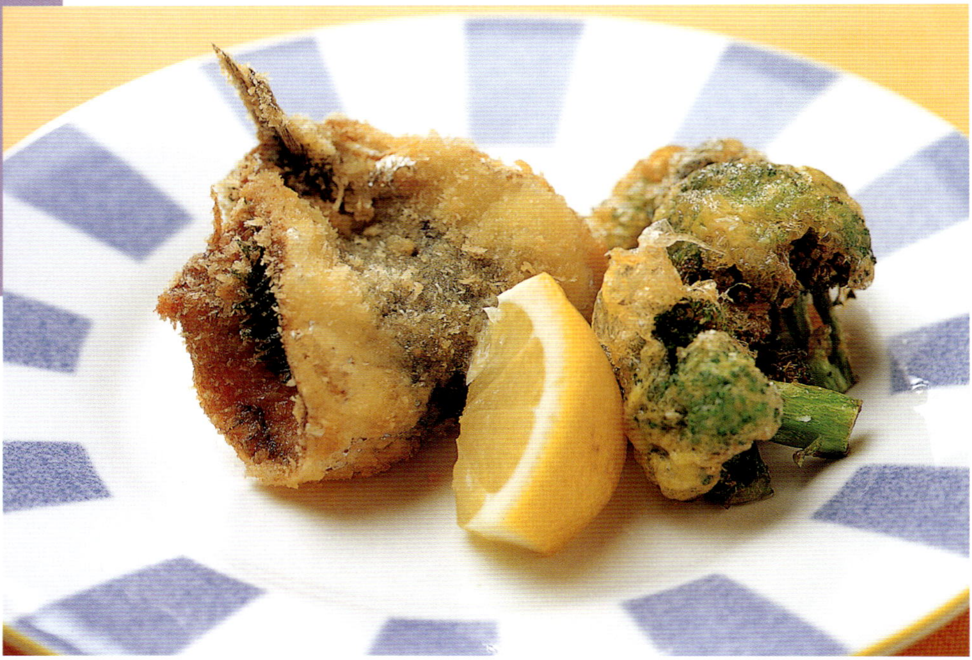

305kcal　たんぱく質14.8g　塩分0.9g

イワシは動脈硬化を防ぐIPAやDHAが多い

イワシのしそフライ

【材料】1人分

イワシ	開いたもの1尾分（50g）
塩・こしょう	各少量
青じそ	2枚
ブロッコリー	小房2〜3個
小麦粉・卵・パン粉	各少量
揚げ油	適量
塩・こしょう	各少量
レモンのくし形切り	1切れ

❶イワシは塩、こしょうをし、身の側に青じそをおいて半分に折ってつまようじで止め、小麦粉、とき卵、パン粉の順に衣をつける。

❷170度の揚げ油で約4分、カラリと揚げる。続いてブロッコリーをとき卵にくぐらせて色よく揚げ、塩、こしょうをふる。

❸器に盛り合わせ、レモンを添える。

献立ヒント！
トマトとかぶの甘酢あえ
きのことねぎのかき玉スープ

調理メモ＆ヒント

イワシの手開きの方法

身のやわらかなイワシは手で簡単に開けます。うろこをよくこそげて頭を胸びれ下で切り落とし、腹を斜めに浅く切って内臓を出し、よく洗ってふきます。切り口から中骨の上に親指をさし込んで左右にすべらせて身を開き、中骨をはずし、腹骨をそぎ除きます。

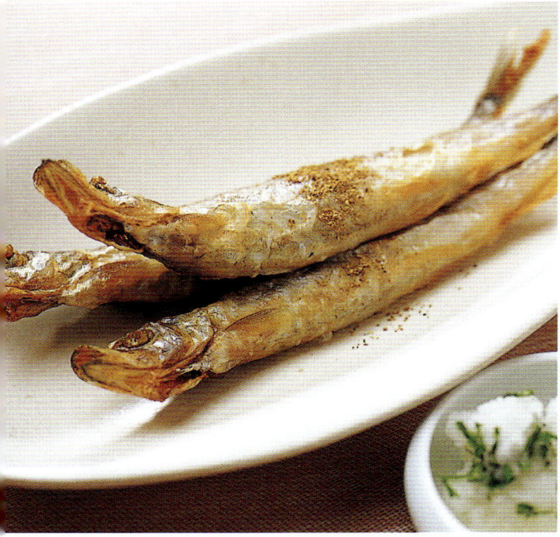

179kcal　たんぱく質13.6g　塩分0.7g

献立ヒント!
冷ややっこ
キャベツとにんじんと玉ねぎのスープ蒸し煮

カルシウムや亜鉛の補給におすすめ

シシャモのから揚げ

【材料】1人分

シシャモ生干し……3尾(60g)
小麦粉……大さじ1
揚げ油……適量
粉ざんしょう……少量
大根……50g
青じそ(または木の芽)……少量

❶シシャモは小麦粉をまぶし、170度の揚げ油でからりと揚げる。
❷大根はおろし、青じそを刻んで混ぜる。
❸シシャモを器に盛って粉ざんしょうをかけ、②を添える。
＊シシャモに塩けがあるのでしょうゆはかけない。好みでレモン汁を絞りかけてもよい。

応用　ワカサギがあれば塩・こしょうをして同様に唐揚げに。

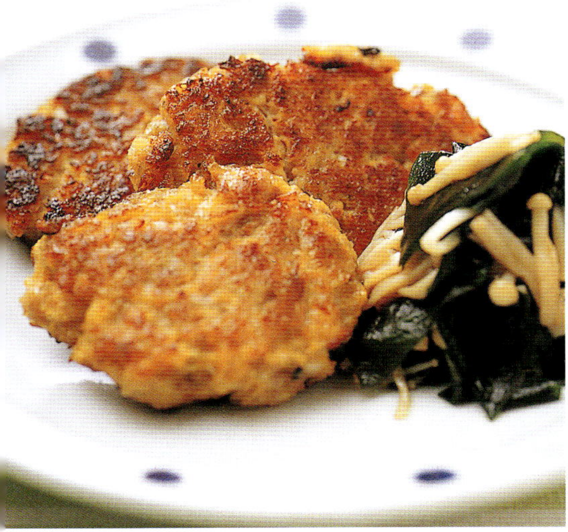

220kcal　たんぱく質11.6g　塩分0.9g

献立ヒント!
かぶとかぶの葉のさっと煮
じゃが芋とさやえんどうの牛乳みそ汁

骨ゼロの安心感が魅力

すり身魚の落とし焼き

【材料】1人分

魚のすり身(イワシ、アジ、白身魚など)……50g
A ねぎのみじん切り……大さじ1
A にんじんのすりおろし……20g
A しょうが汁……少量
A 酒・小麦粉……各大さじ½
わかめ……もどして20g
えのきたけ……20g
油……小さじ2
しょうゆ……小さじ½

❶魚のすり身にAを加えてよく混ぜる。
❷わかめは一口大に切り、えのきたけは3cm長さに切る。
❸フライパンに油小さじ1を熱して①をスプーン大さじ2杯くらいずつ落として平らな円形にならし、両面をこんがりと焼き、器に盛る。
❹残りの油を熱して②をさっといため、しょうゆで調味し、③に添える。

ひと味変えたいときに助かる！
ごはん料理アラカルト

時間のないときやちょっと目先を変えたいとき、便利なのがごはんのアレンジ。
手近な材料で栄養を盛り込んで。

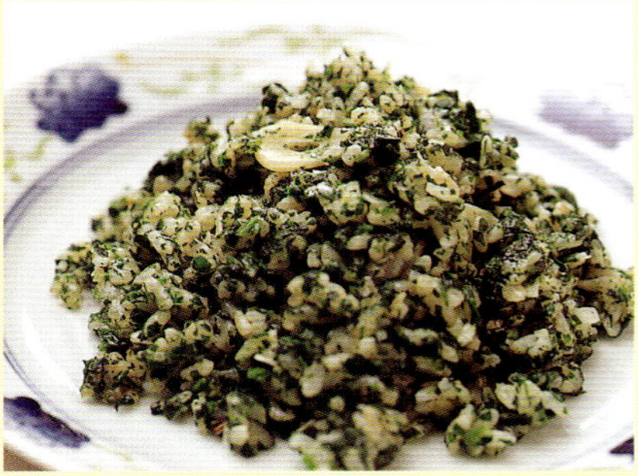

413kcal　たんぱく質6.5g　塩分0.9g

鉄やカルシウム不足の解消にもなる

ほうれん草のチャーハン

【材料】1人分

ごはん……………………150g
┌ほうれん草　………70g
└塩…………………………少量
A┌ねぎのみじん切り　…大さじ2
　└にんにくの薄切り　……½かけ
油……………………………大さじ1
B┌塩　…………………0.6g
　└しょうゆ……………少量
いり黒ごま…………大さじ½

【作り方】

❶ほうれん草はみじん切りにし、油大さじ½でさっといため、塩をふってとり出す。
❷残りの油でAを香りよくいため、ごはんを加えてほぐしいため、①を加えていため合わせ、Bで調味してごまを混ぜる。

ホワイトソースなしでもクリーミー

ごはんのかんたんグラタン

【材料】1人分

ごはん……………………100g
A┌塩　……………………0.5g
　│こしょう……………少量
　│牛乳……………………¾カップ
　│削りガツオ…ミニパック1袋(5g)
　└バター　…………小さじ1
プロセスチーズ…10〜15g

【作り方】

❶なべにごはんとAを入れて混ぜ、ごはんが牛乳を吸い込むまで温める。
❷耐熱皿に①を平らに入れ、チーズを細切りにしてのせ、オーブントースターで約5分、焼き色がつくまで焼く。

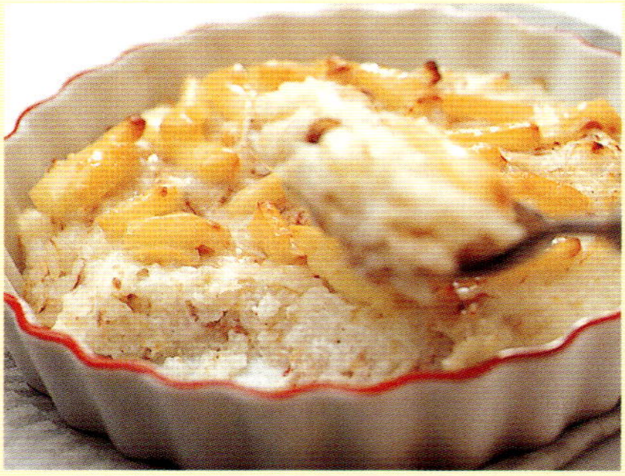

359kcal　たんぱく質14.1g　塩分1.1g

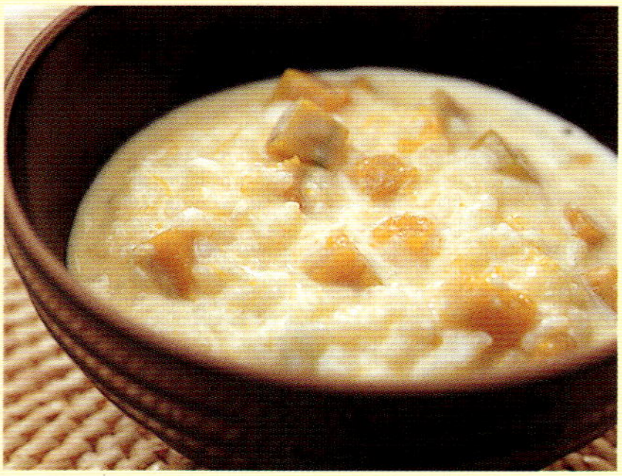

304kcal　たんぱく質9.6g　塩分0.8g

かぜや食欲のないときの栄養補給に最適

かぼちゃ入り牛乳がゆ

【材料】1人分

ごはん　…………………70g
牛乳……………………… 1カップ
かぼちゃ(さいの目切り)…50g
塩　……………………0.6g
こしょう………………少量

【作り方】

❶かぼちゃは皮を除いて1cm角に切る。
❷なべにごはんと牛乳、かぼちゃを入れ、沸騰後弱火でふたをずらしかけて15〜20分煮、塩とこしょうで調味する。

さつま揚げやかまぼこ、生揚げでも応用できる

ちくわの卵とじどんぶり

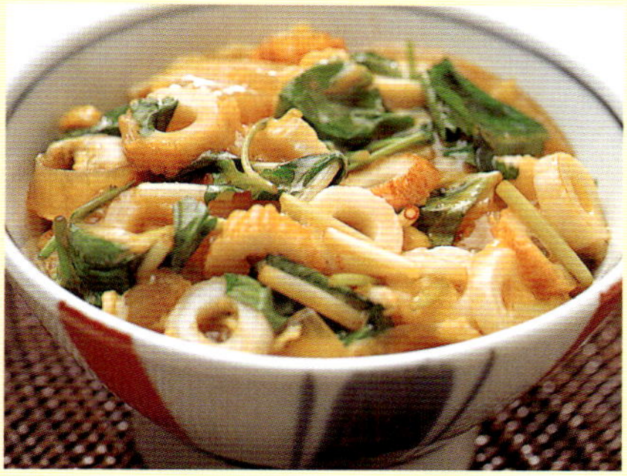

392kcal　たんぱく質15.8g　塩分1.8g

【材料】1人分

温かいごはん …………150g
ちくわ ……30g（小1本）
玉ねぎ ………50g（¼個）
三つ葉（あれば） ……10g
A ┌ 水・めんつゆ＊………
　│ ………………各大さじ2
　└ 砂糖 ……………小さじ½
卵 ……………………………1個
＊つけづゆの濃さのもの。

【作り方】

❶ちくわは5～6㎜厚さの輪切りにする。玉ねぎは1㎝幅に、三つ葉は3㎝長さに切る。

❷浅なべにAを煮立て、玉ねぎを入れてすき通るまで煮、ちくわを入れて三つ葉を散らす。卵をといて流しかけ、ふたをして半熟状になるまで煮る。

❸ごはんを器に盛り、②をのせる。

まとまっているのですくいやすい

ごはんの卵とじお焼き

【材料】1人分

ごはん…………………150g
ねぎのみじん切り …大さじ2
A ┌ 削りガツオ…ミニパック1袋（5g）
　│ 塩 ………………0.8g
　└ こしょう…………少量
卵 …………………………1個
ごま油………………大さじ½
パセリのみじん切り…少量

【作り方】

❶ごま油を熱してねぎを香りよくいため、ごはんを入れてほぐしいためる。

❷①にAを混ぜて円形にまとめ、卵をといて表面に流しかけ、弱火でじっくりと焼く。

❸焼き色がついたら裏返して同様に焼き、皿に返して盛り、パセリをふる

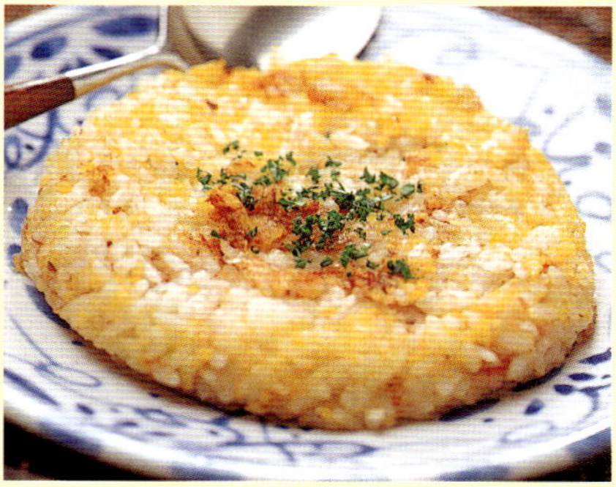

414kcal　たんぱく質14.4g　塩分1.1g

大根やかぶの葉でもお試しを

セロリの葉の混ぜごはん

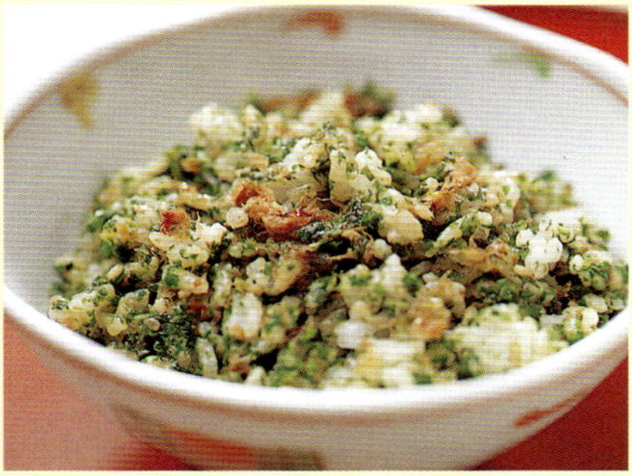

329kcal　たんぱく質7.6g　塩分1.0g

【材料】1人分

温かいごはん………150g
セロリの葉 …………50g
ごま油 ………………小さじ1
しょうゆ・酒 ……各小さじ1
いり白ごま …………小さじ1
削りガツオ …3g（ミニ½パック）

【作り方】

❶セロリの葉はみじん切りにし、ごま油でいためてしょうゆと酒で調味し、ごまを混ぜ、削りガツオを細かくもんで混ぜる。

❷ごはんに①を加えてよく混ぜる。

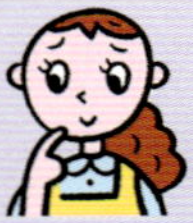

ホームヘルパー 食事作りの悩みQ&A

アドバイス：清水依理子
NPO法人トータルケアサポート研究所所長

Q 食材がいつもごく限られていて、いろいろな料理を作りたくてもできず、栄養面でも気になります。

A ▶食材が限られている理由には、いくつかありそうです。「その食材が好きでそれだけで充分満足している」「その食材が使いにくいためにいつも残っている（食べやすいものから食べてしまっている）」「ほかの食材について知識や情報があまりない」「経済的事情で節約している」等々。相手の立場に立ってそうした理由を推察し、嗜好や状況を考慮しながら、まずは限られた食材でいろいろな料理をくふうしましょう。料理ヒントは本や雑誌、テレビなどから、仕入れてみてください。

▶それとともに、作った料理の味を相手にたずねたり、お好きな料理や思い出に残る味を聞いてみたりと、少しずつ会話の中に食べ物の話を混ぜていきましょう。心がうちとけてくると、「昔召し上がったというそのお料理、今度作り方を教えていただけますか？」「今○○が旬で安いんですって」などといったさりげない語りかけに「じゃあ、今度それを作ってみて」と言われることも増えてきます。

▶相手とのよい関わりができてくれば、栄養的な話も少しずつ受け入れていただきやすいでしょう。その人の歩まれてきた歴史を尊重しつつ、ゆっくりと関わりをつむいでいく、そんな気持ちが大事ではないでしょうか。

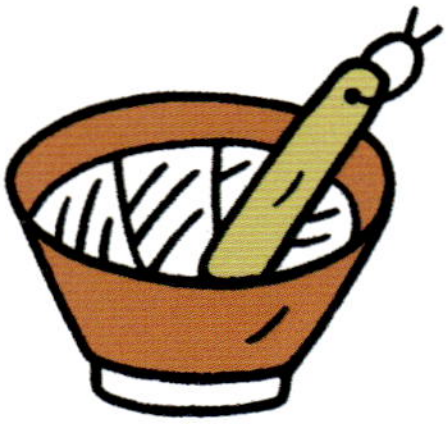

Q 私の作る料理がお口に合わないのか、ときどき残されていて気になります。

A ▶味つけについては、ご本人に味見をしていただくのがいちばんです。とくに初めのうちは何度か味見をしていただくと、それが気持ちをつなげる役も果たしてくれます。

▶味つけ以外では、使う材料や量、献立の組み合わせが、その方の食習慣と異なる場合も考えられます。相手の体調や好みをよく観察して、そこに焦点を合わせるよう努めましょう。相手を理解できるまでの間は試行錯誤で少しつらい時期かもしれませんが、理解しようとする気持ちがあれば、きっと相手に通じる日がきます。

▶ここでも大事なのは会話です。「お口に合わなかったらごめんなさい。この次、がんばりますね」「煮物、多すぎましたか。つい作りすぎちゃって」「お肉、小さく切りましょうか」等々。相手を思う気持ちが伝わると、好みでない料理も残すのがためらわれるようになるものです。野菜ぎらいの方もちょっとがんばって食べてくれたりと、長い目でみると偏食改善にもつながっていきます。

だしのあれこれ ——その1

料理のベースとなるだし。だしが充分にきいていると、うす味でもおいしく感じられ、減塩にもつながります。

＊だし材料がないときのくふうは79ページをごらんください。

●天然のだし【でき上がり1½カップ分のとり方】

カツオだし

みそ汁やすまし汁、めん類や煮物など多くの料理に向きます。

●作り方

水2カップを熱し、煮立つ少し前に削りガツオ6g（½カップ強・軽くひとつかみ）を入れて静かに1分煮立て、火を消して数分おいてざるでこす。こんぶがあれば3～4㎝角を水とともにゆっくり熱し、煮立つ寸前にとり出して削りガツオを入れれば、より上等なだしに。

煮干しだし

みそ汁や気どらない煮物に向きます。

●作り方

水2カップに、頭と内臓を除いた煮干し8～10尾と、こんぶがあれば3～4㎝角を入れ、弱火にかけ、煮立つ寸前にこんぶを出し、アクを除いて弱火で6～7分煮出す。火にかける前に水に20分以上つけておけば、さっと煮立てるだけでOK。

こんぶだし

すまし汁やあっさりした煮物に向きます。

●作り方

水1～2カップにこんぶ3～4㎝角をつけ、弱火でゆっくり熱し、煮立つ前にこんぶを出す。水につけておくだけでもうまみが出る。

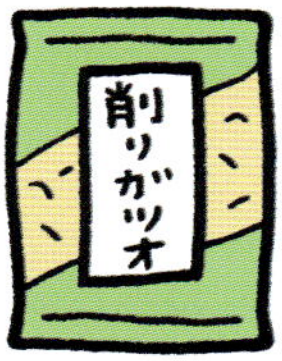

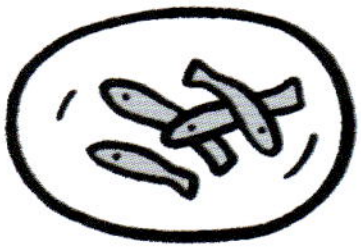

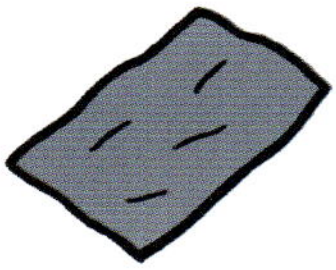

メモ：余っただしは冷凍しておくと、次回に重宝です。

●インスタントのだし

急ぐときは重宝ですが、塩分を含むので、必要以上に使いすぎないように気をつけて。塩やしょうゆ、みそなどの味つけは、やや控えめを心がけます。

＊下の目安量は、調理にだしとして使う場合のものです。塩分は商品により差があります。

和風だしの素（顆粒）

【使用の目安量】

湯¾カップにつき1g（小さじ⅓）

→塩分約0.4g

＊塩分微量の商品もある。

中国風だしの素（顆粒）

【使用の目安量】

湯¾カップにつき1～1.5g（小さじ⅓～½）

→塩分0.5～0.7g

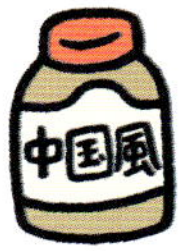

洋風ブイヨン（固形）

【使用の目安量】

湯¾カップにつき約¼個

→塩分約0.6g

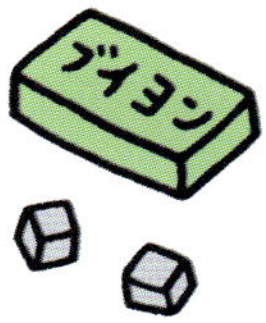

【豚肉・牛肉で】

豚肉に多いビタミンB_1はエネルギー代謝を助けて疲労を予防。牛肉には貧血を防ぐ鉄が豊富。

薄切り肉ならサクッとかみ切れる

チーズロールとんカツ

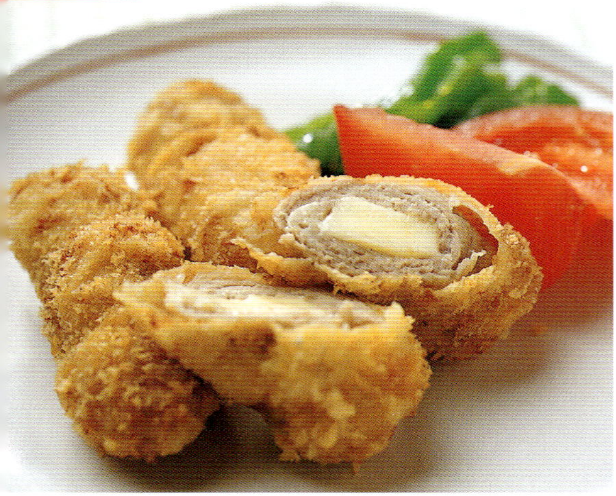

359kcal　たんぱく質19.2g　塩分0.9g

【材料】1人分

- 豚ロース薄切り肉……3枚（60ｇ）
- 塩・こしょう……各少量
- プロセスチーズ……20g
- 小麦粉・卵・パン粉……各適量
- 揚げ油……適量
- ピーマン……1個　トマト……¼個

❶ピーマンは縦4等分にし、トマトはくし形に切る。チーズは棒状に3等分にする。

❷豚肉は塩、こしょうをふり、チーズを芯にしてくるくると巻き、小麦粉、とき卵、パン粉の順に衣をつける。

❸揚げ油を170度に熱し、ピーマンをさっと素揚げにしてとり出す。続いて肉を3分ほどかけてからりと揚げる。

❹③とトマトを器に盛り合わせ、好みでウスターソースや練りがらしを添える。

献立ヒント！　小松菜ときのこの卵とじ　わかめときゅうりの酢の物

ほんのり甘いみそだれで食欲増進

豚肉のみそくわ焼き

【材料】1人分

- 豚ロース切り身肉（カツ用）……1枚（70g）
- さつま芋……厚めの輪切り2枚（40g）
- 砂糖……小さじ½
- 油……小さじ1強
- A
  - 酒……大さじ1
  - みそ……大さじ½
  - 砂糖……小さじ1
- 小ねぎの小口切り……少量

❶さつま芋は水にさらし、ラップに包んで電子レンジ（500W）で1分加熱する。

❷豚肉は脂肪と赤身の間に1～2cm間隔で切り込みを入れ、1.5cm幅に切る。

❸油少量を熱して芋の両面を焼き、砂糖をふり、とり出す。続いて残りの油を熱して肉の両面をじっくりと焼き、Aをとき混ぜて加えてからめ、小ねぎをふって火を消す。

❹肉と芋を器に盛り合わせる。

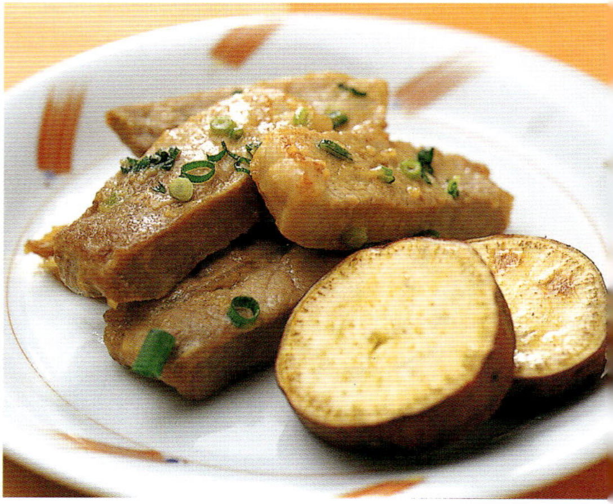

291kcal　たんぱく質16.4g　塩分1.2g

献立ヒント！　グリーンアスパラガスのからしじょうゆかけ　大根と干しエビのスープ煮

野菜は火が通りやすいように、薄めに切って

酢豚

【材料】1人分

- 豚ロース切り身肉（カツ用）…小1枚（50g）
- しょうゆ・酒…各小さじ½
- かたくり粉 …………小さじ1
- にんじん………………15g
- エリンギ ………………½本
- ピーマン ………………½個
- じゃが芋………………30g
- 揚げ油 …………適量
- A
  - 湯……………大さじ3
  - しょうゆ・トマトケチャップ …各小さじ2
  - 砂糖 ………大さじ1
  - 酢 …………大さじ½
  - かたくり粉 …小さじ½

❶豚肉は1cm幅の拍子切りにしてしょうゆと酒をからめる。Aは混ぜ合わせておく。

❷にんじんとじゃが芋は厚めのいちょう切り、エリンギとピーマンも同じくらいに切る。

❸揚げ油を180度に熱し、肉にかたくり粉をまぶして入れ、火が通るまで揚げる。

❹揚げ油をあけ、芋とにんじん、エリンギ、ピーマンの順に加えていためる。

❺Aを加えて煮立て、肉をもどして混ぜ合わせる。

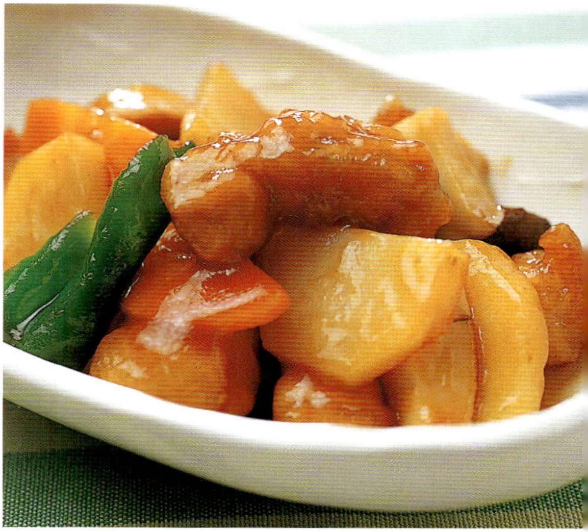

278kcal　たんぱく質13.6g　塩分2.6g

献立ヒント！ にらと豆腐のスープ

だしや水は加えずに煮て、肉のうまみを生かす

肉豆腐

【材料】1人分

- 牛もも薄切り肉 ………………………40g
- もめん豆腐 ……………………………70g
- ねぎ ……………………………………20g
- 油 ………………………………大さじ½
- しょうゆ ………………………小さじ2
- 砂糖 ……………………………大さじ½
- 酒 ………………………………大さじ1

❶牛肉は一口大に切り、豆腐は1cm厚さに切る。ねぎは斜めに薄く切る。

❷なべに油を熱して牛肉をいため、色が変わったらねぎ、豆腐の順に加える。

❸調味料を加え、豆腐を軽くくずして味をしみ込ませるように4〜5分煮る。

応用 肉は豚肉でもよい。野菜はさやえんどう、玉ねぎ、しらたきなども合う。

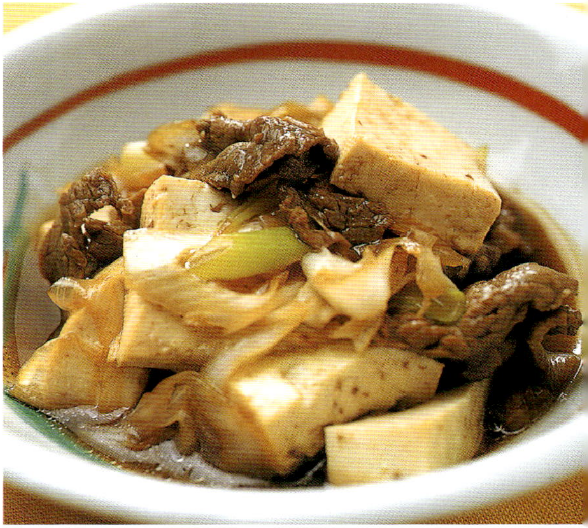

221kcal　たんぱく質13.4g　塩分1.8g

献立ヒント！ トマトの中国風あえ物（84ページ）

【鶏肉で】ささ身は肉の中でも高たんぱくで低脂肪。もも肉は亜鉛が多く、皮つきは脂肪のコクがうまみの要素に

パサつきがちなささ身も卵の衣でしっとり

鶏ささ身となすのピカタ

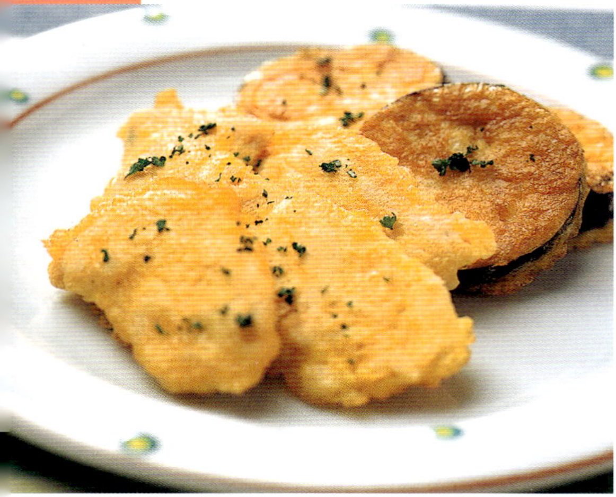

243kcal　たんぱく質17.8g　塩分0.6g

献立ヒント！　ピーマンのじゃこ煮（82ページ）
トマトのかき玉スープ

【材料】１人分

鶏ささ身	…50g（大１本）	A 卵	…½個
なす	…½個	A 粉チーズ（あれば）	…大さじ１
塩・こしょう	…各少量	油	…大さじ１
小麦粉	…少量	パセリのみじん切り	…小さじ１

❶鶏ささ身は一口大のそぎ切り、なすは6～7㎜厚さの輪切りにし、どちらも塩、こしょうをふり、小麦粉をはたきつける。

❷卵をといて粉チーズを混ぜる。

❸フライパンに油を熱し、肉となすに②をたっぷりとつけて並べ、両面を中火弱でじっくりと焼いて火を通す。

❹器に盛り合わせ、パセリをふる。パセリは②に混ぜ込んでもよい。

応用　白身魚、サケ、はんぺん、ピーマン、しいたけなどを用いてもおいしい。

表面に味をからめる方法で、塩分をセーブ

鶏もも肉のなべ照り焼き

【材料】１人分

鶏もも肉	…80g
油	…小さじ１
A しょうゆ・砂糖	…各小さじ１⅓
A 酒	…大さじ１
ししとうがらし	…2本

❶鶏肉は皮に浅く切れ目を入れるか、フォークでブツブツと穴をあける。

❷フライパンに油を熱して肉の両面を焼きつけ、ふたをして5～6分蒸し焼きにする。

❸②を１口大のそぎ切りにする。

❹あいたフライパンにAを合わせて少し煮詰め、肉をもどして煮からめ、器に盛る。

❺残った調味液にししとうを加えていため煮にし、肉に添えて盛る。

＊好みで七味とうがらしや粉ざんしょうをふる。

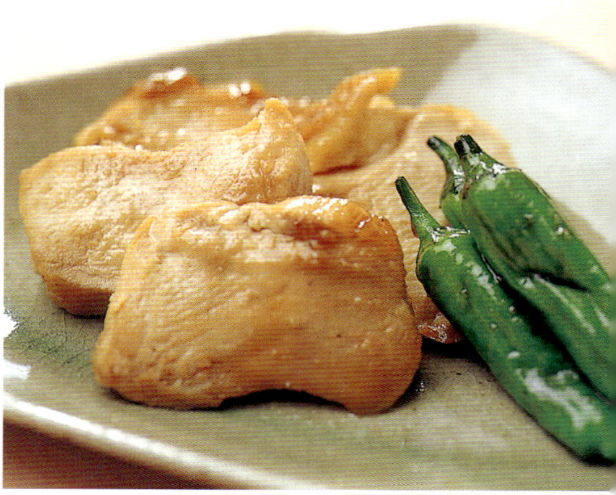

219kcal　たんぱく質13.6g　塩分1.2g

献立ヒント！　さやいんげんのからしあえ
じゃが芋とコーンのミルク煮（66ページ）

冷めてもおいしく、食物繊維もとれる

鶏肉と根菜のごまみそ煮

【材料】1人分

鶏もも肉または胸肉 …… 40g
ごぼう・にんじん …… 各20g
さやいんげん …… 1〜2本
こんにゃく …… 20g
油 …… 大さじ1/2
A だし …… 1 1/2カップ
A みそ・砂糖 …… 各大さじ1/2
A すり白ごま …… 小さじ1/2

1. 鶏肉は3〜4cm長さの拍子木に切る。
2. ごぼう、にんじん、こんにゃくも肉と同様に切り、洗って水けをよくきる。
3. なべに油を熱して肉と②をいため、Aを加えてみそをとかし、20分ほど煮る。
4. さやいんげんを3cm長さに切って加え、さらに4〜5分煮る。

応用 野菜は大根、れんこん、かぶ、里芋、さやえんどうなども使える。

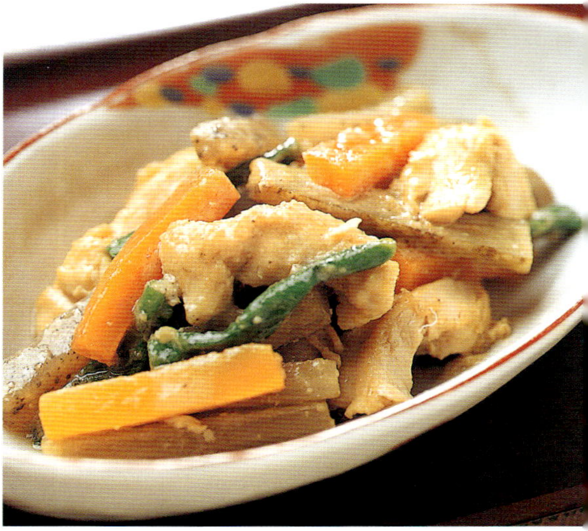

206kcal　たんぱく質9.0g　塩分1.3g

献立ヒント！ 焼き生揚げと白菜のしょうがじょうゆ

卵を煮すぎないよう気をつけて

親子丼

【材料】1人分

鶏もも肉または胸肉 …… 40g
玉ねぎ …… 50g
A だし …… 大さじ3
A しょうゆ …… 大さじ1/2
A 砂糖・酒 …… 各小さじ1
三つ葉 …… 2本
卵 …… 1個
ごはん …… 150g

1. 鶏肉は小さめの一口大にそぎ切りにし、玉ねぎは5mm幅に切る。
2. 三つ葉は3cm長さに切る。卵はといておく。
3. なべ（あれば浅くて小ぶりのフライパンなど）にAを入れて煮立て、①を入れて煮る。
4. 火が通ったら三つ葉を散らして卵を流し入れ、ふたをし、卵が半熟状になるまで蒸らし煮にする。
5. どんぶりにごはんを盛り、④をのせる。

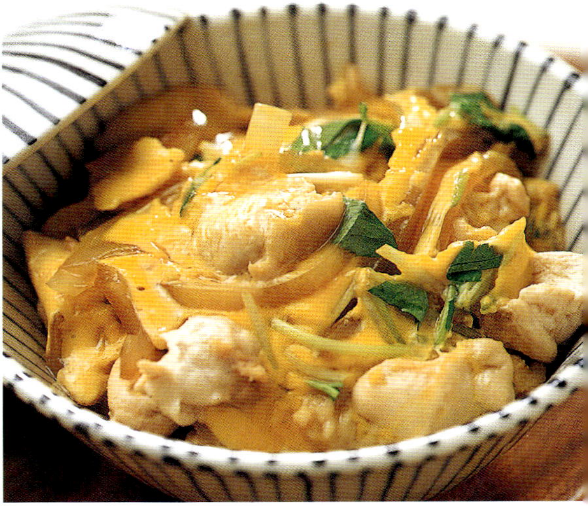

417kcal　たんぱく質20.8g　塩分1.6g

献立ヒント！ トマトとレタスの和風サラダ

【ひき肉で】かむ力や飲み込む力の弱い方にも重宝なひき肉。脂肪が少なめのものを選んで。

ごはんでつないだ肉団子がなめらか

肉団子のクリームシチュー

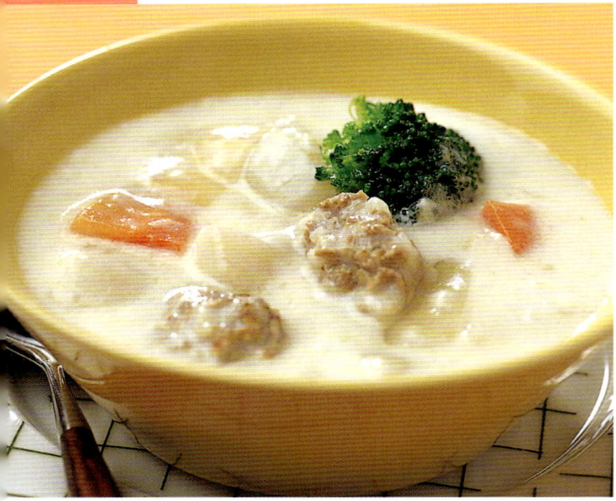

222kcal　たんぱく質9.6g　塩分0.8g

献立ヒント! さやえんどうとわかめの和風サラダ

【材料】1人分

- A
  - 赤身(牛・豚)合びき肉…30g
  - 冷やごはん………10g
  - ねぎのみじん切り………小さじ1
  - 塩・こしょう……各少量
- にんじん・かぶ……各30g
- じゃが芋・玉ねぎ…各30g
- ブロッコリー……………1房
- B
  - 湯……………………1カップ
  - 固形ブイヨン(あれば)　少量
- 牛乳……………………1/4カップ
- C
  - 小麦粉…………小さじ1
  - バター………小さじ1強
- 塩・こしょう…………各少量

❶Aを練り混ぜ、一口大の団子に丸める。

❷野菜とじゃが芋は1cm角に切り、芋は洗う。

❸Bを煮立て、肉団子を入れて静かに煮、浮いてきたらとり出す。

❹煮汁のアクを除き、②を入れてやわらかく煮、牛乳と肉団子とブロッコリーを加える。

❺小さなボールでCを練り合わせ、煮汁の一部でときのばしてから煮汁に加え、3〜4分煮て、塩とこしょうで味をととのえる。

ひき肉はポリ袋をかぶせた手で混ぜると楽

シンプルゆでギョーザ

【材料】2人分　＊写真は1人分。

- A
  - 豚赤身ひき肉……………………50g
  - しょうゆ……………………小さじ1/3
  - 酒……………………小さじ1〜2
  - しょうが汁……………………少量
- にら(5㎜幅に刻む)…………30g(1 1/3束)
- ギョーザの皮……………………10枚
- B
  - しょうゆ……………………小さじ1
  - しょうがのせん切り…………少量

❶Aはよく混ぜ合わせ、にらを混ぜる。

❷ギョーザの皮に①を1/10量ずつのせて半月に折り、縁に水をつけてひだを寄せて包む。

❸なべに湯適量を沸かして②を入れ、浮いてきたら水を1/3カップほど差し、1〜2分ゆでる。

❹ゆで汁ごと器に入れ、Bを添える。

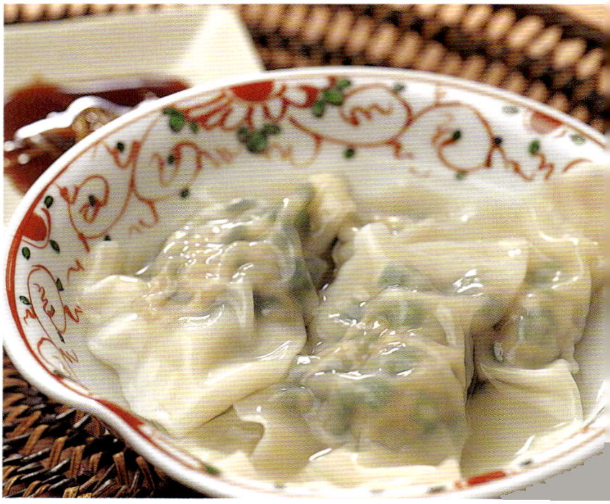

150kcal　たんぱく質8.1g　塩分0.8g

＊左記の材料は2人分。栄養価は1人分。

献立ヒント! なすとピーマンとハムのいため物　さつま芋のレモン煮

鶏そぼろは食べやすいよう、かたくり粉でまとめて

二色丼

【材料】1人分

- 鶏ひき肉 ………50g
- A
  - しょうゆ・砂糖……各小さじ½
  - 酒……………………小さじ1
- B
  - かたくり粉…………小さじ1
  - 水……………………小さじ2
  - しょうが汁…………少量
- 卵 ………………1個
- C
  - 砂糖…………小さじ½
  - 塩 ……………少量
- 油 ………………少量
- さやいんげん………2本
- 塩 ………………少量
- ごはん …………150g

❶鶏ひき肉はなべに入れてAを加えてよくほぐし混ぜ、静かに混ぜながら火を通す。ぱらぱらになったらBをとき合わせて加えて手早く混ぜ、とろりとしたら火を消す。

❷卵はほぐしてCを混ぜ、油を熱したなべに入れ、菜箸4本でしっとりといり上げる。

❸さやいんげんは斜め薄切りにし、ゆでて水にとり、水けを絞って塩をふる。

❹ごはんをどんぶりに盛り、半面ずつに①と②をのせ、③を中央にのせる。

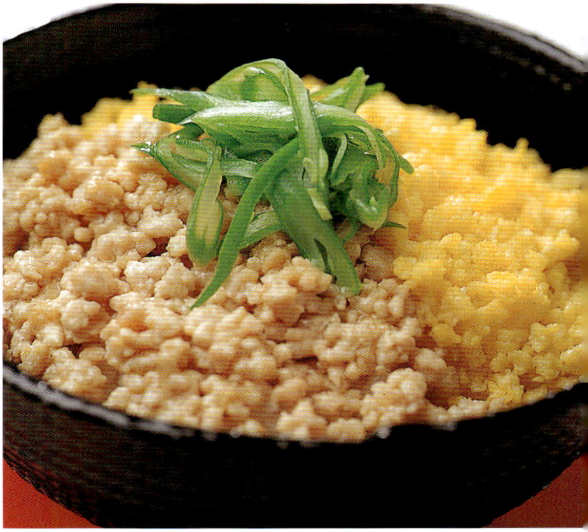

456kcal　たんぱく質21.6g　塩分1.0g

献立ヒント！

青菜の梅肉あえ
ねぎときのこのすまし汁

体が温まり、胃への負担も少ない

白菜と肉団子のスープ

【材料】1人分

- 豚赤身ひき肉 …25g
- A
  - ねぎのみじん切り…小さじ1
  - 酒……………………小さじ1
- 水……………小さじ1
- 白菜 …………30g
- はるさめ ………5g
- B
  - 湯 ………………1カップ
  - 酒 ………………小さじ1
  - 顆粒中華だし(あれば)　少量
- 塩 ……1.2g(小さじ1/5)
- こしょう ………少量

❶ひき肉にAを加えて混ぜ、水でのばしながらよく練り混ぜる。

❷白菜の軸は繊維を切るように薄いそぎ切りにし、葉はざく切りにする。はるさめは熱湯でもどし、ぶつぶつと切る。

❸なべにBを煮立て、①を3つの団子に丸めて入れて静かにゆで、浮いてきたらとり出す。

❹湯のアクを除き、②を加えてやわらかく煮、肉団子をもどして塩とこしょうで調味する。

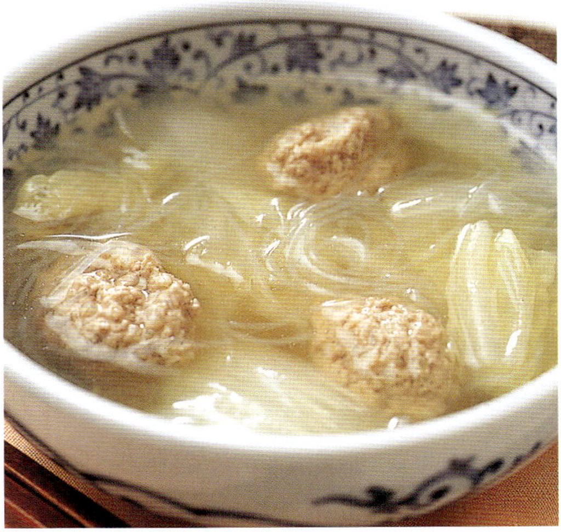

85kcal　たんぱく質5.1g　塩分1.4g

献立ヒント！

チーズ入りにら玉(38ページ)
かぶのあちゃら漬け(76ページ)

【豆腐で】

骨の強化を助けるイソフラボンやカルシウム、脂質の酸化を防ぐサポニンも豆腐ならではの成分。

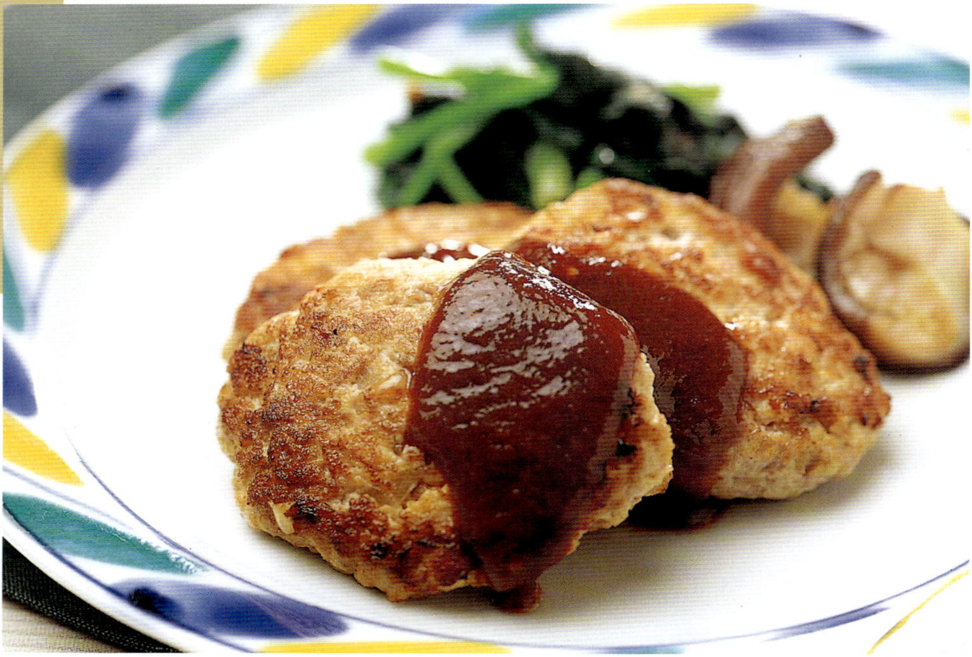

296kcal　たんぱく質16.4g　塩分2.2g

ひき肉だけよりソフトでのど越しもよい

豆腐ハンバーグ

【材料】1人分

もめん豆腐……………………70g（¼丁強）

A
- 豚ひき肉……………………50g
- しょうゆ……………………小さじ1⅓
- こしょう……………………少量
- 玉ねぎのみじん切り…………30g

油………………………………小さじ2

ほうれん草（ゆでる）…………50g

生しいたけ……………………1枚

塩・こしょう…………………各少量

B
- ウスターソース・トマトケチャップ…各小さじ1
- レモン汁……………………少量

❶豆腐は皿にのせて電子レンジ（500W）で30秒加熱し、あらくほぐして水けをきる。

❷Aと①をよく練り混ぜ、3個のだ円形にまとめる。

❸ほうれん草は3cmに切り、しいたけは半分に切る。それぞれ油少量を熱したフライパンでさっといため、塩とこしょうをふってとり出す。

❹フライパンをふき、残りの油で②の両面を色よく焼き、火を弱めて中まで火を通す。

❺器に盛り合わせ、Bを混ぜてかける。

献立ヒント！　大根とりんごのせん切りサラダ（70ページ）

調理メモ＆ヒント

残った豆腐でみそ漬け　豆腐が余ったら、軽く水きりして、みりんでのばしたみそをまぶして冷蔵すると、おつな一品に。数時間で漬かり、3日ほど持ちます。

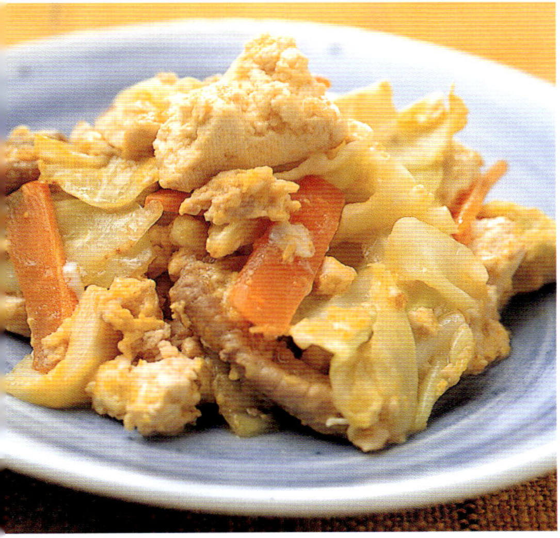

255kcal　たんぱく質15.2g　塩分2.3g

献立ヒント！　かぼちゃのミルク煮

一皿で栄養充実。野菜は手近にあるもので

チャンプルー

【材料】1人分

もめん豆腐 …… 50g（1/6丁）
豚薄切り肉（肩ロース、もも肉など） …… 30g
キャベツ …… 50g
にんじん …… 20g
卵 …… 1/2個～1個
油 …… 大さじ1/2
A ┌ 塩 …… 1.2g（小さじ1/5）
　│ しょうゆ …… 小さじ1
　└ 酒 …… 大さじ1

❶豆腐はあらくほぐしてペーパータオルに包み、水けをきる。

❷豚肉は一口大に切り、キャベツはざく切り、にんじんは薄い短冊切りにする。

❸フライパンに油を熱して②をいため、肉に火が通ったら豆腐を加えてあらくくずしていため、Aで調味する。

❹卵をといてまわしかけ、大きく混ぜ、卵がふわっとかたまったら器に盛る。

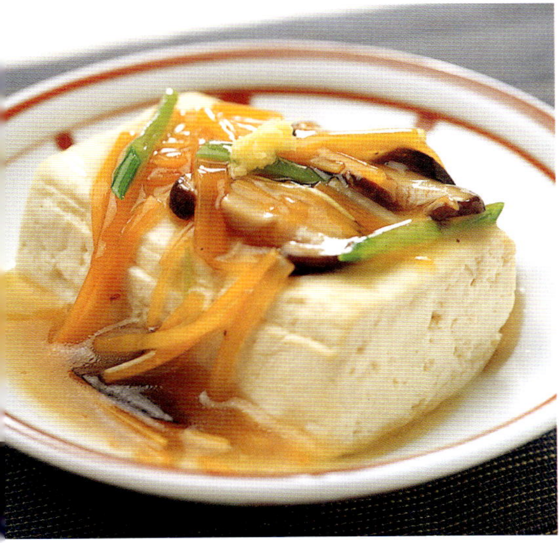

139kcal　たんぱく質7.7g　塩分1.0g

献立ヒント！　鶏肉とピーマンと玉ねぎのいため物
里芋のみそ汁

あんの効果で豆腐がコクのある主菜に

豆腐の野菜あんかけ

【材料】1人分

もめん豆腐 …… 100g（1/3丁）
にんじん …… 10g
生しいたけ …… 1枚
三つ葉 …… 少量
油 …… 小さじ1
A ┌ だし …… 1/3カップ強
　└ しょうゆ・みりん・酒 …… 各小さじ1
B ┌ かたくり粉 …… 小さじ1/3
　└ 水 …… 小さじ2/3
おろししょうが …… 少量

❶豆腐は熱湯に入れ、弱火で温める。

❷にんじんとしいたけはせん切りにし、油でさっといため、Aを加えてひと煮する。

❸Bでとろみをつけ、三つ葉を3cmに切って加え、火を消す。

❹豆腐の湯をきって器に入れ、③のあんをかけ、おろししょうがをのせる。

【大豆・大豆製品で】

大豆やその加工品には食物繊維がたっぷり。腸内環境をすこやかに保つ効用あり。

野菜もとれて食物繊維量もよりアップ

凍り豆腐の卵とじ

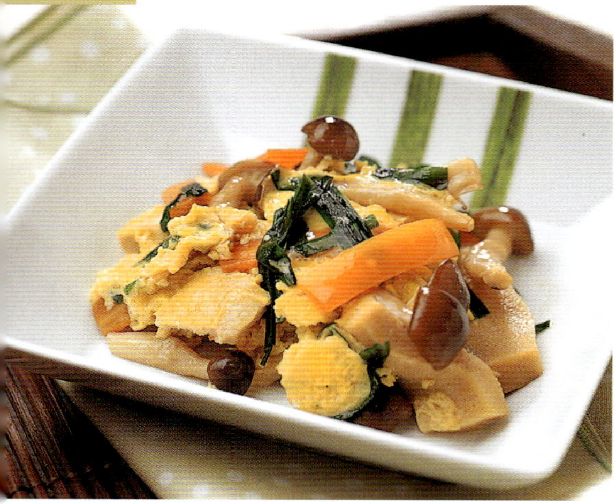

177kcal　たんぱく質8.2g　塩分1.3g

【材料】1人分

凍り豆腐……½枚（もどして約40g）
にんじん・しめじ…各30g
にら……20g
油……大さじ½
A［だし……½カップ
　しょうゆ……小さじ½
　塩……0.6g
　砂糖……小さじ2］
卵（とく）……½個

❶凍り豆腐は熱湯につけてもどし、水けを絞って5㎜厚さの短冊切りにする。
にんじんは薄い短冊切りにし、しめじはほぐす。にらは3〜4cm長さに切る。

❷なべに油を熱してにんじん、しめじの順に加えていため、凍り豆腐とAを加えて煮る。

❸にんじんがやわらかく煮えたらにらを散らし入れ、火を強めて卵を全体に流し入れ、ふたをして火を止め、しばらく蒸らす。

献立ヒント！　イカとセロリときゅうりのあえ物

エネルギー代謝を助ける成分がいっぱい

生揚げと豚肉のみそいため

【材料】1人分

生揚げ……70g（⅓枚）
豚薄切り肉（肩ロース、もも肉など）……30g
ねぎ……½本
ピーマン……½個
油……小さじ2
A［みそ・砂糖……各大さじ½
　酒……大さじ1］
B［にんにく……⅓かけ
　赤とうがらし（種を除く）……½本］

❶生揚げは6〜7㎜厚さの薄切りにする。

❷豚肉は一口大に切る。ねぎは斜め薄切りにし、ピーマンは一口大の乱切りにする。

❸フライパンに油を熱してBを香りよくいため、②、①の順に加えていためる。

❹火が通ったらAを加えて全体にからめる。

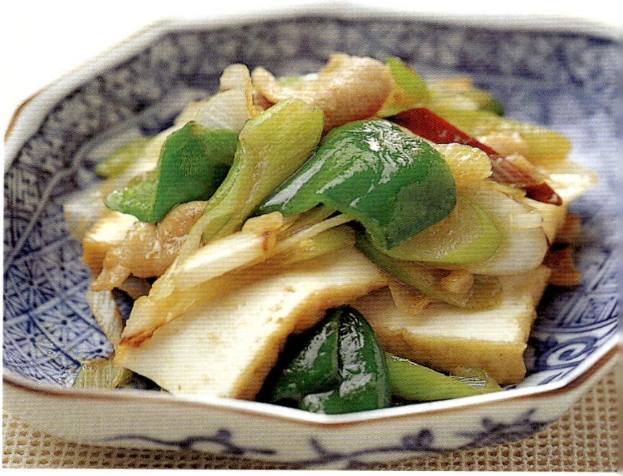

312kcal　たんぱく質14.9g　塩分1.1g

献立ヒント！　キャベツとにんじんとしめじの蒸し煮

納豆には骨の強化を助けるビタミンKが豊富

モロヘイヤの納豆あえ

【材料】1人分

モロヘイヤ（葉の部分のみ）……………30g
しょうゆ ……………………………少量
ひき割り納豆 ………………………30g
しょうゆ ……………………………小さじ½
練りがらし …………………………小さじ⅓

❶モロヘイヤは沸騰湯でさっとゆでて水にとり、水けを絞る。細かくたたき刻み、しょうゆをかけ、ざるにのせて水けをきる。
❷納豆に半量のからしを混ぜ、①を加えてあえ、器に盛って残りのからしをのせ、食べるときにしょうゆをかける。

調理メモ&ヒント

のど越しよい納豆とモロヘイヤ

ひき割り納豆やモロヘイヤは、ぬめりがのどのすべりを助けます。納豆はチャーハンやお好み焼き風にしてもよく、モロヘイヤは刻んでスープやみそ汁の実にも合います。

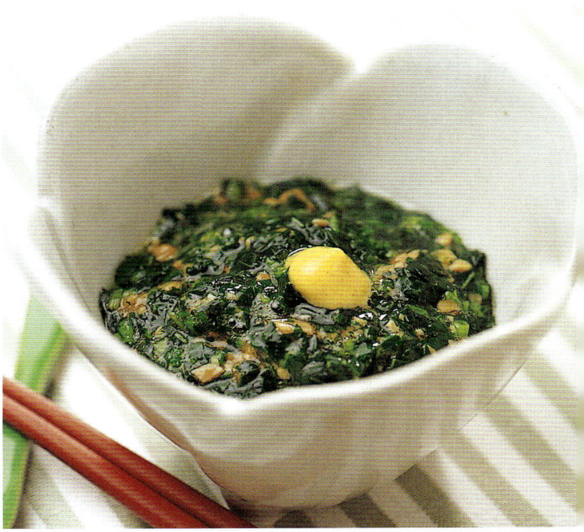

74kcal　たんぱく質6.8g　塩分0.6g

献立ヒント！
鶏肉となすの甘みそいため
トマトと玉ねぎのスープ

まとめ役のおろし大根には消化促進作用も

ゆで大豆のおろしあえ

【材料】1人分

水煮大豆（缶詰め）……………………50g
おろし大根……………………70g（⅓カップ）
削りガツオ………………2.5g（ミニパック½袋）
青じそ ………………………………1枚
しょうゆ ……………………………小さじ1

❶青じそはせん切りにする。
❷大豆は水けをきり、軽く汁けをきったおろし大根と混ぜ合わせて器に盛り、削りガツオと青じそをのせてしょうゆをかける。

調理メモ&ヒント

水煮大豆の活用術

水煮大豆の使い残しは、おなじみの五目豆のほか、卵焼き（シラス干しや小ねぎなどと）、マヨネーズあえ（トマトやわかめと）、かき揚げ、甘みそいため、シチューなどに。

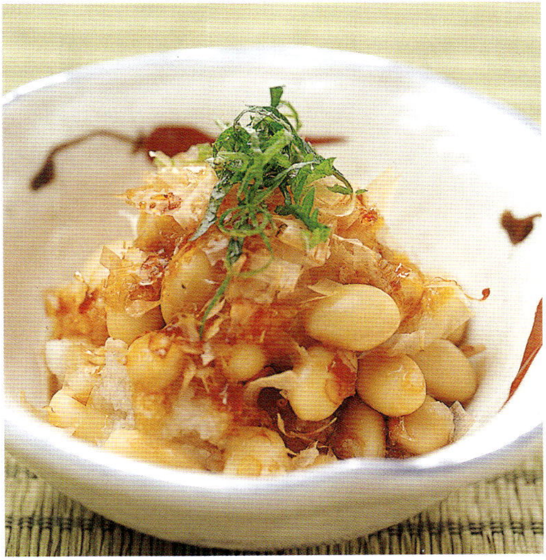

96kcal　たんぱく質9.2g　塩分1.1g

献立ヒント！
カジキのバター焼き
せん切り野菜汁

もう一品に迷うときはこれ！
汁物アラカルト

味の面で、あるいは栄養面で、なにか足りない、というときに手助けとなる汁物。
おかずの1つと考えて充実を。

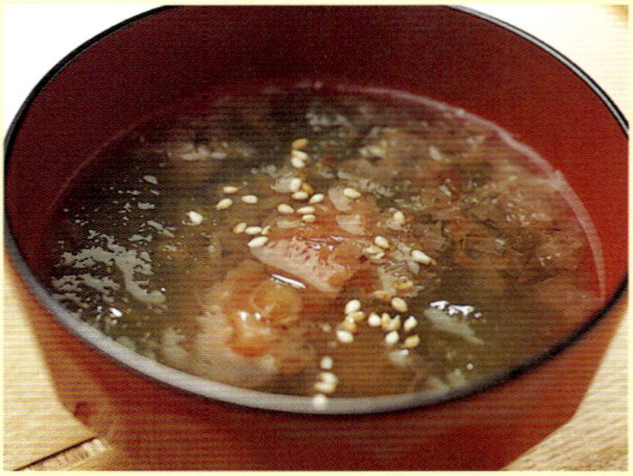

17kcal　たんぱく質2.4g　塩分1.0g

お湯を注ぐだけの手軽さが魅力

●とろろこんぶと梅干しの即席汁

【材料】1人分

とろろこんぶ…ひとつまみ
梅干しの果肉………1/3個分
焼きのり………………1/4枚
削りガツオ………ミニパック1/2袋
熱湯……………………3/4カップ
いり白ごま・しょうゆ…各少量

【作り方】

椀にとろろこんぶを入れ、梅干しを小さくちぎり入れ、のりと削りガツオを細かくもんで加える。熱湯を注ぎ、ごまとしょうゆを入れ、食べるときによく混ぜる。

さっぱりした汁物を添えたいときに

●みぞれ汁

【材料】1人分

大根　…………………70g
だし……………　………1/2カップ
しょうゆ………　……小さじ2/3
かたくり粉・水……各少量
さらしねぎ…………小さじ1

【作り方】

❶大根はすりおろす。
❷だしを温めて①を汁ごと入れ、しょうゆで調味する。
❸かたくり粉の水どきを加えてひと煮し、アクを除いて椀に盛り、さらしねぎをのせる。

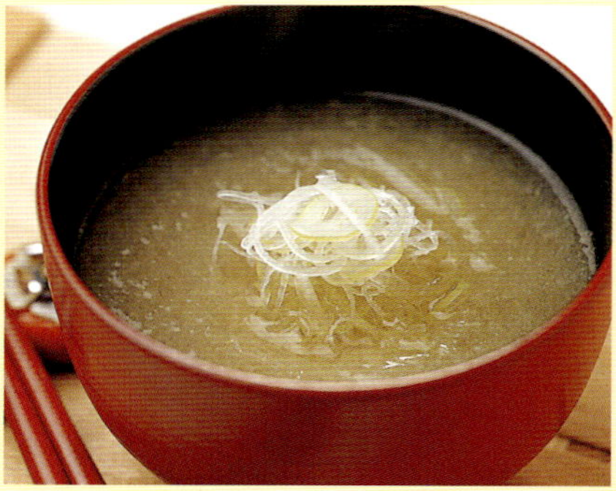

21kcal　たんぱく質1.0g　塩分0.7g

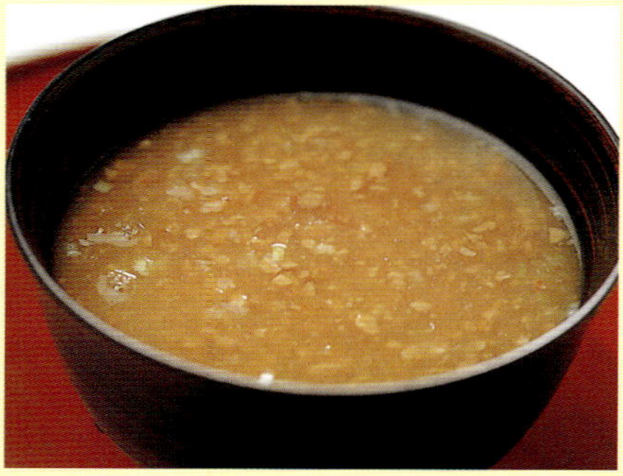

62kcal　たんぱく質4.9g　塩分1.3g

大豆製品が不足ぎみなときに

●納豆汁

【材料】1人分

ひき割り納豆　………20g
だし……………………3/4カップ
ねぎのみじん切り…5cm分
みそ…………………大さじ1/2

【作り方】

❶だしを温めてみそをとき入れ、納豆を入れてかたまりがないようによく混ぜる。
❷ねぎを加え、ひと煮立ちしたら椀に盛る。

＊ひき割り納豆がなければ、普通の納豆を包丁で細かくたたく。

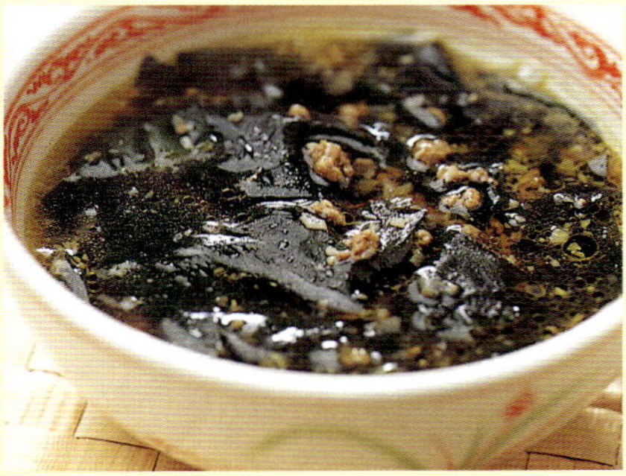

120kcal　たんぱく質5.0g　塩分1.2g

献立にボリューム感が乏しいときに

●ひき肉とわかめのスープ

【材料】1人分

牛(または豚)ひき肉…20g
わかめ　……もどして20g
A ねぎのみじん切り　……大さじ1
　しょうがのみじん切り…小さじ½
すり白ごま…………小さじ½
ごま油………………大さじ½
水………………………¾カップ
しょうゆ・酒……各小さじ1

【作り方】

❶わかめは一口大に切る。
❷ごま油を熱してAを香りよくいため、ごまとひき肉を入れてぱらりといためる。
❸水を注ぎ、沸騰後弱火で5〜6分煮、わかめを加えてひと煮し、しょうゆと酒で調味する。

和食ではとりにくい牛乳を活用

●きのこのミルクスープ

【材料】1人分

生しいたけ…………大1枚
しめじ・えのきたけ…各15g
油またはバター……小さじ1
小麦粉………………大さじ½
牛乳……………………¾カップ
塩……………………0.6g
こしょう………………少量
パセリのみじん切り…少量

【作り方】

❶きのこは食べやすい大きさに切るかほぐす。
❷油を熱して①を強めの火でさっといため、小麦粉をふって混ぜる。
❸牛乳を少しずつ加えてよくとき混ぜ、沸騰後弱火で10〜15分煮、塩、こしょうで調味し、器に盛ってパセリをふる。

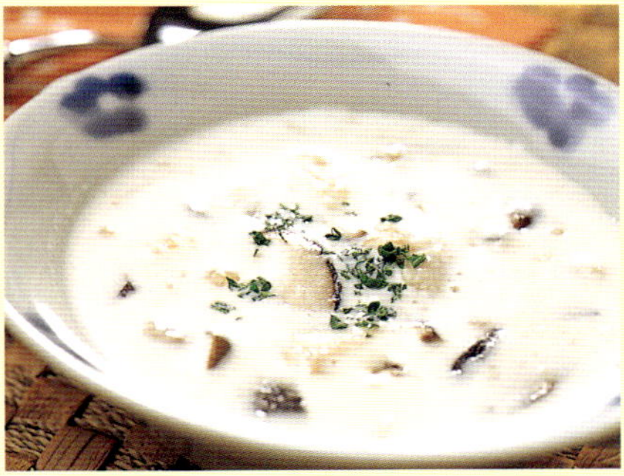

167kcal　たんぱく質6.7g　塩分0.8g

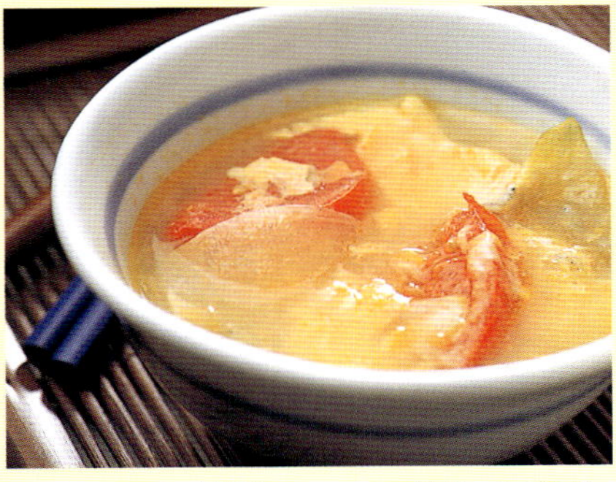

180kcal　たんぱく質9.8g　塩分1.1g

一杯で栄養充実。食が進まない方にもおすすめ

●トマトと玉ねぎの卵とじスープ

【材料】1人分

トマト(完熟)…70g(½個)
玉ねぎ…………50g(¼個)
ちりめんじゃこ……大さじ1
油……………………大さじ½
水……………………¾カップ
卵……………………1個
塩……………………0.6g
こしょう……………少量

【作り方】

❶トマトと玉ねぎは大きめのくし形に切る。
❷なべに油を熱して玉ねぎをすき通るまでいため、トマトを加えて軽くいためる。
❸じゃこと水を加え、沸騰後弱火で5〜6分煮る。
❹卵をといて流し入れ、塩とこしょうで調味する。

かむ・飲み込む（咀嚼《そしゃく》・嚥下《えんげ》）機能が低下した人の食事の注意

●唇やほおや舌も大事な機能

★私たちは無意識のうちにものを食べたり飲んだりしていますが、その動作は、歯、唇、舌、ほお、あご、のどなどの見事な連携プレーで成り立っています。

★ものをかむときは唇を閉じ、舌やほおで食べ物を動かしながら奥歯でかみ砕き、こなれるとのどのほうに送ります。のどの奥には空気を鼻から肺に送り込む気管と、食べ物を胃に送り込む食道とが隣接しています。食べ物がのどに送られてくると、のどの奥にある喉頭蓋《こうとうがい》が反射的に気管の入口をぴたっとふさぐので、食べ物はうまく食道へと落ちていきます。

★しかし、高齢になると、歯の欠損や入れ歯の不具合、筋力の低下、病気の後遺症による唇やほお、舌の麻痺などによって、咀嚼・嚥下がうまくいかなくなる方も増えてきます。

★飲み込むときに喉頭蓋がうまくふさがらないと、食べ物が気管に入りそうになって、むせやすくなります。

★気管に食べ物や口の中の細菌などが入り込むことを「誤嚥《ごえん》」といい、高齢者はそれがもとで誤嚥性肺炎を起こす確率が高くなります。誤嚥性肺炎を起こすと、微熱やせきなどが続き、ひどい場合は命の危険も伴います。くれぐれも注意しましょう。

■かむ・飲み込む力の低下のシグナル

・歯のかみ合わさる部分が少ない（入れ歯が合っていない）
・食べ物が口の中に長くたまっている
・唇がきちんと閉じられない
・食べ物を口からよくこぼす
・よだれが多い
・唾液を飲み込みにくい
・おしゃべりがしにくい
・食事をするとタンが増える
・むせやすい（水けのあるもの、食べ始めなど）
・のどに詰まらせやすい
・食後に声がガラガラする
・食事中や食後にせき込む

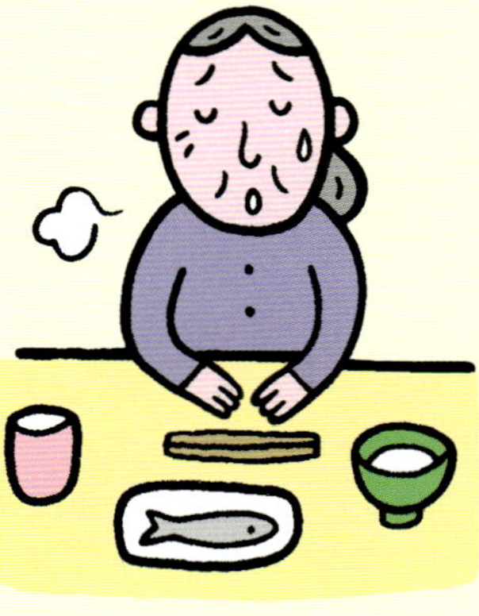

●その人の機能をよく観察する

★左ページの表に挙げたような現象があると、咀嚼・嚥下機能に支障が出やすいので、よく気をつけてください。

★食べ物にむせたり、のどに詰まらせたりすると、その苦しさに懲りて、食べることに不安や恐怖心を抱いたり、食べられないことでイライラを募らせたりする人も多くいます。心身の状況をよく観察して、対応することが必要です。

●形を残してやわらかく調理

★咀嚼・嚥下機能が落ちた方の食事というと、刻んだり、どろどろにつぶしたり、ゼラチンなどで固めたりしたものを思い浮かべる人も多いでしょう。しかし、かぶやかぼちゃ、芋などは、やわらかく煮るだけで、上あごと舌の先でつぶして食べられる方がいます。

★なんでも刻んだりすりつぶしたりしてしまうと、味や見た目の点で食欲を失わせてしまうことにもなります。また、普通食をただ刻んでとろみをつけたようなものは、口の中でばらついてしまい、かえってかんだり飲み込みんだりしにくいものです。

★人によって、歯がなくても歯茎でかめる人もいれば、口からこぼしたり、口にため込んだりしながらも、なんでも食べられる人もいます。好きなものなら苦もなく食べてしまう、という人もよく見られます。

★その人の機能をよく観察し、持てる力をできるだけ生かすことを基本に、また、料理本来の姿や味わいをなるべく生かすことを忘れずに、下のような調理のくふうを心がけましょう。

★咀嚼・嚥下機能が落ちると、水分が不足しやすくなるので、補給が大事です。水にもむせやすい人の場合は、お茶などをゼラチンやかんてんでごくゆるく固めると、安心です。

■調理の工夫

- **切り方のくふう**（肉も野菜も繊維に直角に切る。筋をたたく、細かく切り目を入れる、めんは食べやすい長さに切るなど。青菜は加熱前に葉も小さく切ると安心）
- **加熱法のくふう**（加熱時間を長くする、かたい材料は下ゆでする、など。ただしたんぱく質は加熱しすぎると固くなるので注意。魚や肉は蒸すと身がふっくらとする。）
- **かたくり粉の活用**（煮汁や汁物にとろみをつける、あんかけにする、薄く小さく切った肉や魚にかたくり粉をまぶしてゆでる、など）
- **とろみや粘りのある食材の利用**（かぶや山芋やれんこんのすりおろし、よくたたいたオクラやモロヘイヤや納豆、つぶした芋やかぼちゃ、卵などを、つなぎ材料やとろみづけ材料に使う）
- **油脂の活用**（油、生クリーム、牛乳、練りごまなどを使ってのどのすべりをよくする）
- **ゼラチンやかんてんの活用**（やわらかく加熱した材料を、ゆるくかためる。かんてんは介護食用のソフトタイプもある）

●機能を向上させるサポートも大切

★かむ・飲み込む機能は、使わないとさらに衰えてきます。ときどき遊び感覚で、口の運動を行ってみましょう。「パタカラ発音」といって、パ行、タ行、カ行、ラ行の発音は、唇、ほお、上あご、舌の動きを高めるのに役立つといわれます。また、「アップップー」とにらめっこをしたり、「からせき」をしたりするのも、よい運動です。

★おしゃべりや笑いは、もっとも基本的な機能訓練の１つです。

★食事の前にはお茶や水で口の中をしめらせ、唇の裏と歯の間に舌を入れてぐるりとまわすと、唾液の分泌が高まります。

★食後しばらくたったら、うがいや歯みがきなど、口腔衛生にも気をつけましょう。

■こんな食材には気をつけて

（かみにくい、のどにつかえやすい、むせやすいもの）

・かたい肉や野菜
・繊維の多い野菜やくだもの
・粘りの強いもちなど
・筋の残るにらやえのきたけなど（歯にはさまりやすく、口中にたまりやすい）
・ごまなどの小さな粒や刻んだ状態のもの
・水けが少ないパンや焼き芋など
・きなこのように粉っぽいもの
・さらさらした水などの液体
・のり、わかめなど（のどに張りつくことがある）
・酢の香りがきついもの
・おかゆのように粒の混ざった液体
・長いめん類
・のどにいきなり入ってしまいやすいなめこ、こんにゃく、丸いあめなど

身体機能が低下した人の食事の注意

●食事をとる人の姿勢が大事

★体にマヒがある、目が不自由など、身体機能に支障がある方の場合は、食べやすい姿勢をまず整えてあげましょう。

★食事をとるときは、上半身がやや前かがみになるくらいのほうが、食べた物が食道にすとんと落ちます。ふんぞり返ったような姿勢だと飲み込みにくいので、ベッドで召し上がる場合は、背中にクッションをあてがうなどのくふうをしましょう。

★普段寝ていることが多い人でも、上体を起こせるなら、食事のときはできるだけ食卓について召し上がっていただくようにしましょう。大半を家で過ごす人こそ、生活にけじめを持たせること（寝食分離）は、心身の老化防止にたいへん重要なことなのです。

★寝たきりの方の場合は、マヒのある側を上にして横向きになっていただき、背中に丸めた布団などをあてがって安定させ、顔を横にした状態で食事をさしあげます。

●自力で食べられる応援を

★自分では食べられない方の場合は、最初に食事の内容を説明し、献立を見て（目の不自由な方なら、匂いをかいで）いただいてから、一口ずつゆっくり口に入れてあげます。スプーンはくぼみが浅くて幅が細いものがよく、木製だと口当たりもやわらかです。

★少しでも自力で食べられる機能が残っている方の場合は、できるだけ自分で食べていただくくふうが大事です。

半身マヒの方なら、マヒのないほうの手で食べることができます。マヒが多少ある方でも、食器や料理のくふうで食べることができます。全盲の方も、ごはんやおかずの位置を時計の針の方向を基準として固定し、手で確認できるようにすれば、全介助でなくとも、半介助でも食べられます。

★料理も、スプーンですくったりフォークで刺したりしやすいように、くふうをしましょう。にぎる機能がある人には、ごはんは小さな俵型ににぎると食べやすいでしょう。

★体の不自由な方が自力で食べやすいように、種々のくふうを凝らしたスプーンやフォーク、はし、食器などがいろいろ開発されているので、地域の介護福祉センターなどで探してみるとよいでしょう。食べこぼし対策用の、ナイロン製のエプロンも売られています。

★自力で食べていただくのは、時間も手間もかかります。しかし、「上の口も下の口も（食事も排泄も）、人手を借りずに自力で」は、だれにとっても切なる願いです。状況によってはケアマネージャーやステーションと相談をして、できるだけ自立支援の方向を探り、サポートをしてあげてください。

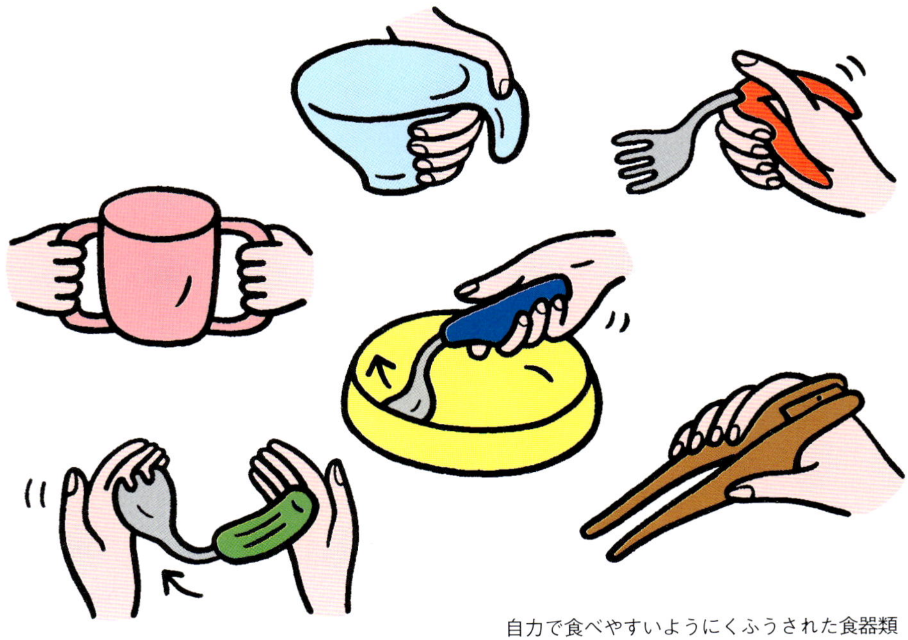

自力で食べやすいようにくふうされた食器類

【じゃが芋で】

芋の中でもじゃが芋に多いのはビタミンC。
加熱してもこわれにくいのがうれしい長所。

表面のでんぷんをつなぎ役にして焼く

せん切りじゃが芋の寄せ焼き

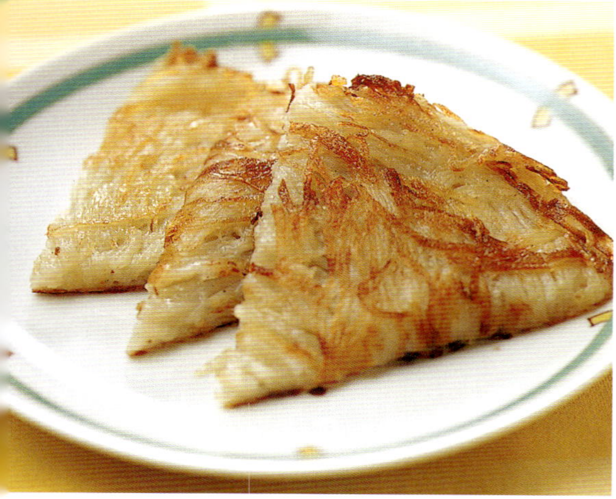

114kcal　たんぱく質1.6g　塩分0.7g

【材料】1人分

じゃが芋	100g（小1個）
バター	小さじ1強
塩	0.6g
こしょう	少量

❶じゃが芋は細くせん切りにする。水にはさらさない。

❷フライパンにバターをとかして芋を均一な厚さに重ねるようにして円形にまとめて入れ、表面をフライ返しで押しつけながら焼く。

❸下側にこんがり焼き色がついたら裏返し、裏も同様に焼き、塩とこしょうをふる。

調理メモ&ヒント

じゃが芋はおろしてもなめらか

じゃが芋はすりおろして加熱しても、もちっとしてなめらかな食感です。ひき肉やいためた玉ねぎと混ぜて、あるいはほぐした魚や小麦粉と合わせて、お焼き風はいかが。

献立ヒント！　豚肉とトマトときのこの蒸し煮
キャベツの刻み漬け（77ページ）

舌で楽につぶせるやわらかさ

じゃが芋とコーンのミルク煮

【材料】1人分

じゃが芋	100g（小1個）
水	1/4カップ
牛乳	1/2カップ
バター	大さじ1/2弱
塩	0.6g
クリームコーン（缶詰め）	50g
こしょう	少量

❶じゃが芋は2cm角に切り、水で洗う。

❷なべに芋と水を入れて火にかけ、沸騰後中火弱で3分ほど煮、牛乳、バター、塩を加えて、芋がやわらかくなるまで煮る。

❸コーンとこしょうを加えて混ぜ、コーンに火が通ったら火を消す。

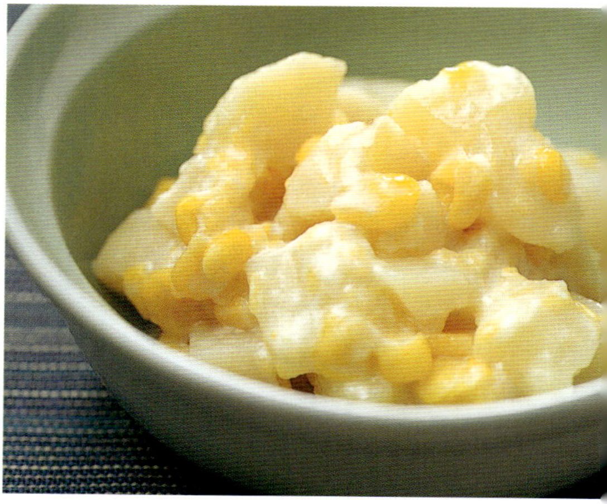

225kcal　たんぱく質6.3g　塩分1.0g

献立ヒント！　魚の照り焼ききのこ添え
青菜ののりあえ

覚えておきたい基本の味つけ

肉じゃが

【材料】1人分

じゃが芋 …70g（½個）	水またはだし ……½カップ
牛こま切れ肉 …30g	しょうゆ ……小さじ1
にんじん ………20g	塩………………0.5g
玉ねぎ …………30g	砂糖…………小さじ2強
油………………大さじ½	

❶じゃが芋は大きめの一口大に切って水で洗う。にんじんは一口大の乱切りにし、玉ねぎはくし形に切る。

❷なべに油を熱し、牛肉と①をいため、水と調味料を加え、ふたをして沸騰後中火弱で煮汁が少し残る程度まで煮る。途中で1、2度上下を返すとよい。

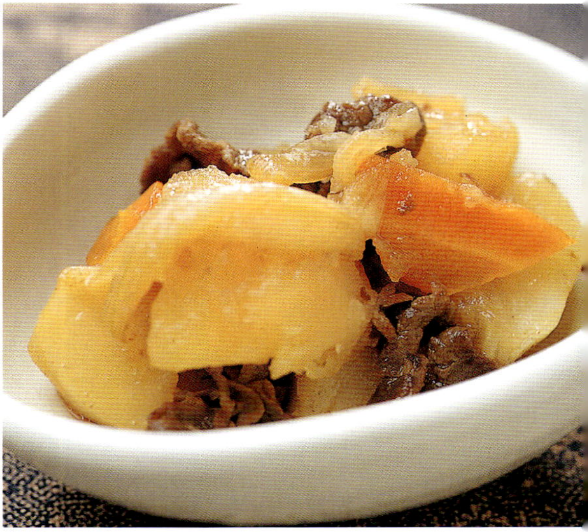

223kcal　たんぱく質8.2g　塩分1.5g

献立ヒント！
マグロとほうれん草の梅肉あえ
豆腐とねぎのすまし汁

覚えておくとトク!!

じゃが芋の色に注意

じゃが芋の表面が緑色がかっているものがたまにあります。緑色の部分には、芽と同様にソラニンという有毒成分が含まれているので、とり除いて使いましょう。緑の色素は芋を日に当てると増えるので、芋の保存は暗く涼しい場所で。

芋はスライサーでせん切りにしてもよい

じゃが芋のなしもどき

【材料】1人分

じゃが芋…………………………小½個（50g）
三つ葉 ………………………………2本
A ┌ 酢 ……………………………小さじ1
A │ 砂糖 ………………………小さじ⅔
A │ 塩 …………………… 1g（小さじ⅙）
A └ だし ……………………………大さじ1
もみのり ……………………………少量

❶じゃが芋はせん切りにして水にさらす。三つ葉は3～4cmに切る。

❷なべに湯を沸かして①を入れ、強火で20秒ほどゆで、ざるに上げてさます。

❸Aの合わせ酢であえ、器に盛ってもみのりをのせる。

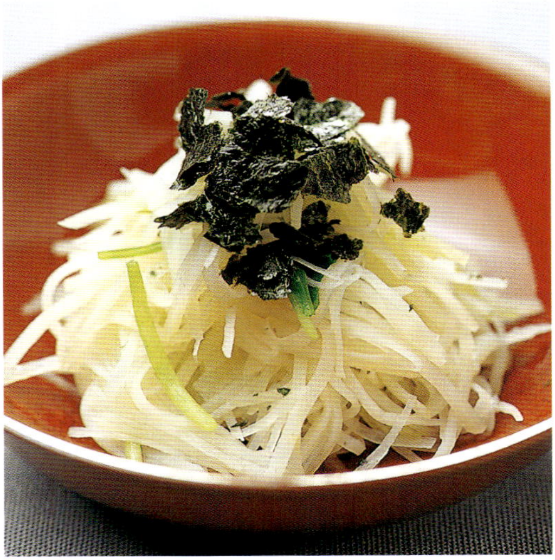

50kcal　たんぱく質1.3g　塩分1.0g

献立ヒント！
チーズロールとんカツ （50ページ）
白菜とにんじんのうすくず煮

【さつま芋・長芋・里芋で】

芋に多いカリウムは塩分の排泄を促進。
食物繊維で腸の働きも活発に。

さっくりした口どけは長芋ならでは

長芋の甘煮

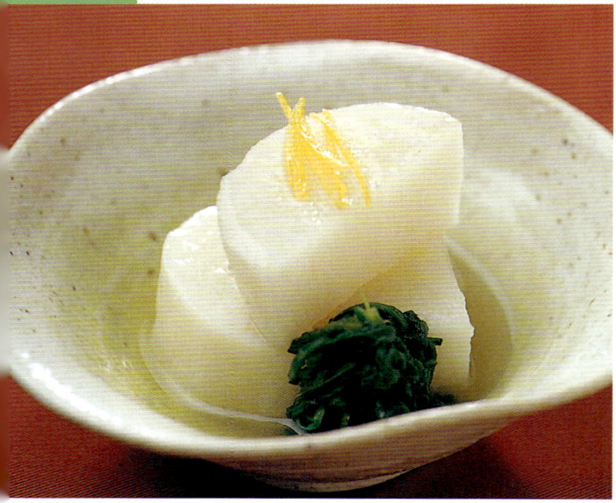

90kcal　たんぱく質2.6g　塩分0.9g

【材料】1人分

長芋		80g
A	だし	1/2カップ
	砂糖	大さじ1弱
	塩	0.6g
	しょうゆ	少量
春菊などの青菜		20g
ゆずの皮のせん切り		少量

❶長芋は3cm厚さの輪切りか半月切りにして皮をむき、酢入りの水にさらす。
❷なべでAを温めて芋を入れ、落としぶた(なければアルミ箔)をして中火弱で静かに15～20分煮、そのまましばらく味を含ませる。
❸青菜はゆでて水にとり、絞って3cmに切る。
❹芋を器に盛り、残った煮汁で青菜をさっと煮て手前に添え、ゆずの皮を芋にあしらう。

献立ヒント！　マグロの刺し身
野菜汁

ほんかな塩味が芋の甘みを引き立てる

さつま芋ごはん

【材料】1～2人分

さつま芋	50g
米	1/2カップ(75g)
水	3/4カップ
酒	小さじ1
塩	1g(小さじ1弱)
いり黒ごま	少量

❶米は洗って分量の水に浸水させる。
❷芋は皮をむいて1cm角に切り、水にさらす。
❸①に芋と酒を加えて普通に炊く。
❹炊き上がったら塩をふってさっくりと混ぜ、器に盛って黒ごまをふる。

＊ゆでた芋を塩とともに温かいごはんに混ぜてもよい。

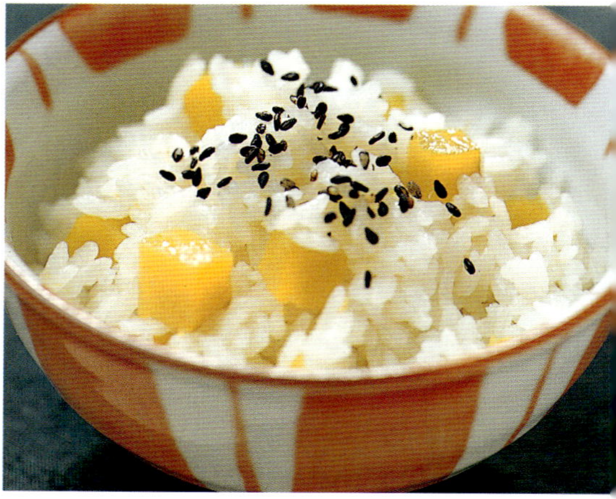

337kcal　たんぱく質5.3g　塩分1.0g

＊左記の分量（1～2人分）を全量食べた場合

献立ヒント！　白菜と肉団子の汁物（55ページ）
きんぴらごぼう

一口大に切るとからみやすい

さつま芋のヨーグルトあえ

【材料】1人分

さつま芋……70g
塩……少量
プレーンヨーグルト……大さじ2
砂糖……小さじ½
レモン汁……小さじ1弱

❶さつま芋は皮をむいて1.5～2cm角に切り、水に入れてやわらかくなるまで静かにゆで、ざるに上げて塩をふってさます。
❷ヨーグルトに砂糖とレモン汁を混ぜ、芋を加えてあえる。

調理メモ＆ヒント

男性の口に合うさつま芋料理

さつま芋の甘みがごはんに合わないという男性には、せん切りにしてきんぴらやいため物に。いため物は肉やきのこ、さやいんげん、グリーンアスパラガスなどと合わせて歯ごたえよくいため、塩味、オイスターソース味、みそ味などで。

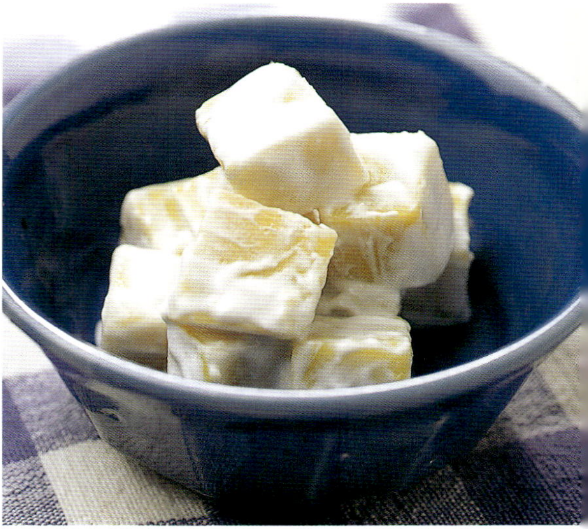

119kcal　たんぱく質2.1g　塩分0.4g

献立ヒント！ 常夜なべ（75ページ）

里芋の皮はゆでてからむくと手軽

里芋と鶏肉の煮物

【材料】1人分

里芋……100g
［鶏胸肉……50g
　しょうゆ・酒…各少量
ねぎのぶつ切り…5cm分
しょうがの薄切り…2枚
油……小さじ2
だし……½カップ
しょうゆ……大さじ½
砂糖……小さじ1
酒……大さじ1

❶芋は皮をよく洗い、沸騰湯で5分ゆでてざるにあげ、あら熱がとれたら皮をむく。
❷鶏肉は一口大に切り、しょうゆと酒をまぶして少しおく。
❸なべに油を熱してねぎとしょうがをいため、香りが出たら鶏肉を加えて焼きつけ、さらに芋を加えてよくいためる。
❹だしと調味料を加え、中火弱でときどき上下を返しながら煮汁が少なくなるまで煮る。

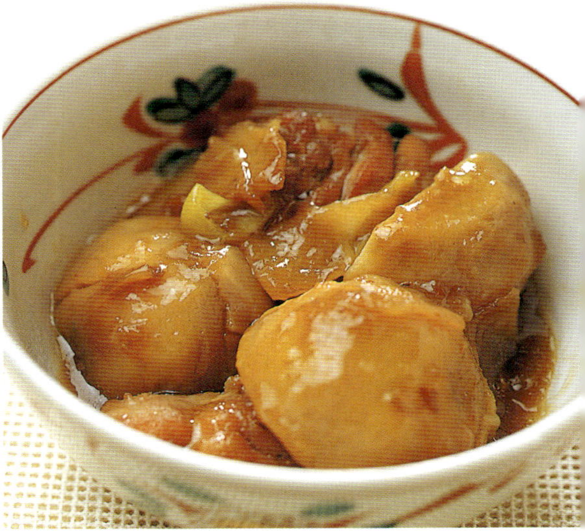

212kcal　たんぱく質13.8g　塩分1.6g

献立ヒント！ ブロッコリーとりんごのサラダ
みぞれ汁（60ページ）

【大根・かぶで】

くせがなく、繊維もやわらかな大根やかぶ。胃弱の方やかむ力の弱い方にも安心。

ごまのコクがあとを引くおいしさ

大根のすりごま煮

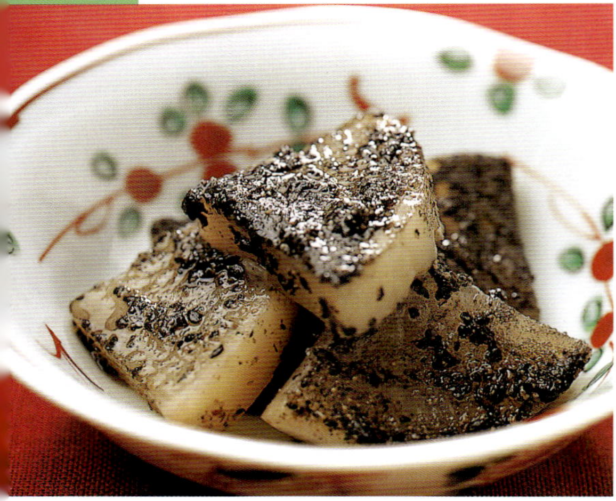

44kcal　たんぱく質1.4g　塩分0.9g

献立ヒント! サワラのチーズ焼きブロッコリー添え
じゃが芋と玉ねぎのみそ汁

【材料】1人分

大根 ……………………………100g
A［だし ……………………大さじ3〜5
　 しょうゆ・砂糖 …………各小さじ1
すり黒ごま ……………………大さじ½

❶大根は1cm位の厚さの半月、またはいちょう切りにする。
❷なべにAを入れて煮立て、大根とすりごまを入れ、落としぶたをして中火弱で煮汁がからまる程度になるまで20〜30分ほど煮る。

応用 かぶや里芋でもおいしい。また、生揚げをいっしょに煮ても。

生の大根にはでんぷんの消化酵素が

大根とりんごのせん切りサラダ

【材料】1人分

大根 ……………………………30g
りんご …………………………20g
塩・酢 …………………………各少量
カニ風味かまぼこ ……………1本
A［マヨネーズ ………………大さじ1
　 練りがらし ………………少量
　 牛乳 ………………………小さじ½

❶大根とりんごはせん切りにし、大根には塩をまぶし、りんごは酢をまぶす。
❷カニ風味かまぼこは縦に細くほぐす。
❸ボールでAをとき混ぜ、大根の水けを絞って加え、りんごと②も加えてあえる。

応用 かまぼこのかわりに、ハムやツナ、ホタテ水煮なども合う。

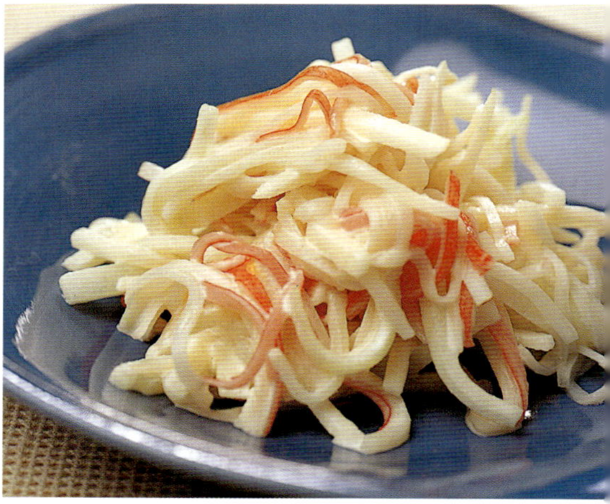

117kcal　たんぱく質2.3g　塩分0.8g

献立ヒント! シンプルゆでギョーザ（54ページ）
菜飯（13ページ）

葉もアクが少ないので下ゆでは不要

かぶと油揚げの当座煮

【材料】1人分

かぶ……………………………80g（1個）
油揚げ ……………………………¼枚
かぶの葉（やわらかい部分）……………20g
水 ……………………………⅓カップ
めんつゆ＊ ……………………………大さじ1
みりん・酒 ……………………………各小さじ1
＊つけづゆの濃さのもの

❶かぶは2～4つ割りにし、油揚げは一口大の三角形に切る。かぶの葉は3～4cmに切る。
❷なべに水と調味料を合わせて煮立て、かぶと油揚げを入れて中火弱で煮る。
❸かぶがやわらかくなったら葉を加えてひと煮して火を消す。

応用 かぶのほか、短冊切りの大根、青梗菜、白菜などを使ってもよい。

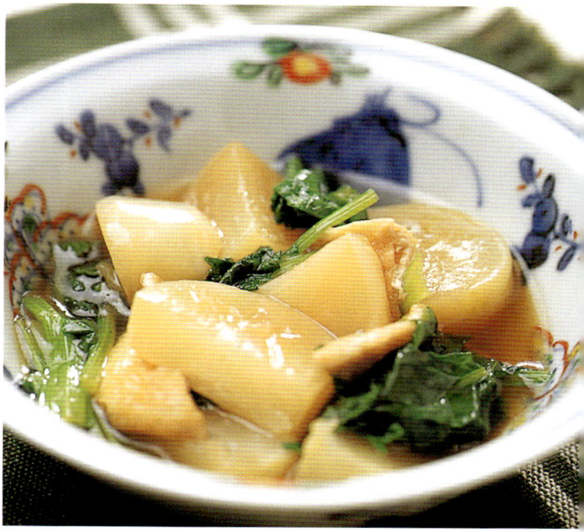

60kcal　たんぱく質2.2g　塩分0.6g

献立ヒント! イワシのしそフライ（44ページ）
にんじんの甘酢あえ

かぶの甘みをシンプルに生かす

かぶとハムのスープ煮

【材料】1人分

かぶ ……………………………80g（1個）
ハムの薄切り ……………………………1枚
かぶの葉（やわらかい部分）……………20g
油 ……………………………小さじ1
A［水 ……………………………½カップ
A［固形ブイヨン ……………………………¼個
こしょう ……………………………少量

❶かぶは皮をむき、4つ割りにする。ハムは放射状に切る。かぶの葉は3～4cmに切る。
❷なべに油を熱して、かぶとハムを色づけないようにいため、Aを加えて煮る。
❸かぶがやわらかくなったら葉を加えてひと煮し、こしょうをふる。

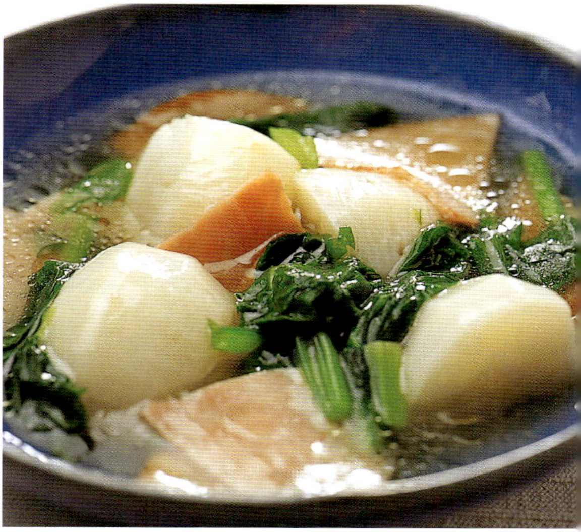

99kcal　たんぱく質4.4g　塩分0.9g

献立ヒント! アジの干物
トマトとゆでキャベツとチーズの和風サラダ

【キャベツ・白菜で】

火の通りが早いので重宝なビタミン、ミネラル源。
キャベツには胃の粘膜を守るビタミンUが。

葉脈に切り込みを入れれば、なおやわらかに

キャベツとひき肉の重ね煮

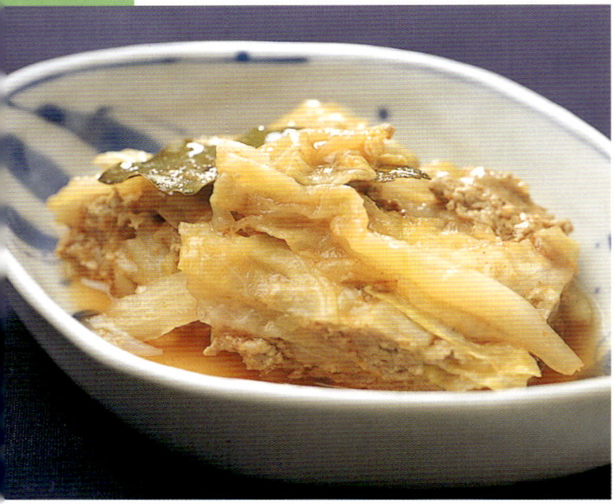

147kcal　たんぱく質10.8g　塩分1.3g

【材料】1人分		
キャベツ		100g（大1枚）
A	豚ひき肉	50g
	塩・こしょう	各少量
	玉ねぎのみじん切り	大さじ1
塩		0.8g
こしょう		少量
B	水	½カップ
	ローリエ	少量
	トマトケチャップ	大さじ½

1. キャベツは芯をそぎ落として3等分に切る。
2. Aは混ぜ合わせる。
3. 小さいなべにキャベツとAを⅓量ずつ交互に、間に塩とこしょうをふりながら、重ねる。
4. Bを加え、落としぶた（なければアルミ箔）をして、弱火で20分ほど煮込む。

献立ヒント！　にんじんときゅうりとひじきのサラダ

使い残した軸の部分だけを使ってもよい

白菜の甘酢いため

【材料】1人分		
白菜		50g（½枚）
油		小さじ1
A	しょうがのせん切り	少量
	赤とうがらし（種を除く）	½本
B	酢	小さじ1
	砂糖	小さじ1弱
	塩	0.4g

1. 白菜の軸は一口大のそぎ切りにし、葉はざく切りにする。
2. なべに油を熱してAをいため、香りが立ったら白菜を軸、葉の順に入れていためる。
3. Bをかけて強火でいため上げる。

＊辛味に弱い人は、赤とうがらしは少量にして、さっといためたところでとり出す。

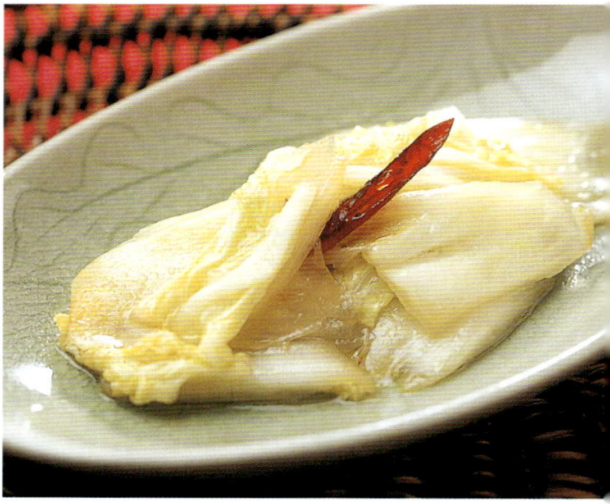

57kcal　たんぱく質0.5g　塩分0.4g

献立ヒント！　切り身魚の幽庵焼き（42ページ）
根菜汁

白菜は調味した煮汁に入れるとうまみが逃げない

白菜ときのこの煮浸し

【材料】1人分

白菜 ……………………………70g（小1枚）
えのきたけ ……………………………30g
だし …………………………………大さじ3
しょうゆ・みりん ……………各小さじ1

❶白菜は4～5cm長さで2cm幅くらいに切る。えのきたけはほぐす。
❷なべにだしと調味料を入れて煮立て、①を入れ、強火でさっと煮る。白菜がしんなりとしたら火を消す。

調理メモ&ヒント

白菜の繰り回し

白菜が余ってしなびそうなときは、食べやすく切って、吸い物味くらいのうす味のだしで煮ておきます。かさがぐんと減り、汁の実やあえ物にすぐ使えて重宝です。密閉容器で冷蔵すれば、冬なら2～3日は持ちます。

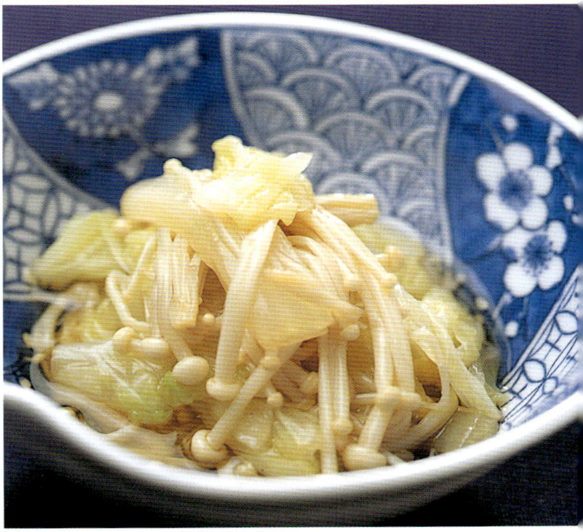

36kcal　たんぱく質2.0g　塩分0.9g

献立ヒント！
豚肉と赤ピーマンと玉ねぎの細切りいため
里芋の牛乳入りみそ汁

ビタミンCを逃さないように、さっとゆでて

キャベツのごま酢あえ

【材料】1人分

キャベツ……………………40g（小½枚）
［きゅうり ……………………………¼本
［塩 …………………………………少量
A［すり白ごま ……………………小さじ1
A［酢・だし ……………………各小さじ1
A［しょうゆ・砂糖 ……………各小さじ½

❶キャベツは芯をそぎ除いてさっとゆで、さまして1～2cm幅に切る。
❷きゅうりは斜め薄切りにして塩をふってしばらくおく。
❸ボールにAを混ぜ合わせ、①②を水けを絞って入れてあえる。

応用　あえる材料は、ゆでた白菜、青菜、にんじん、きのこなども合う。

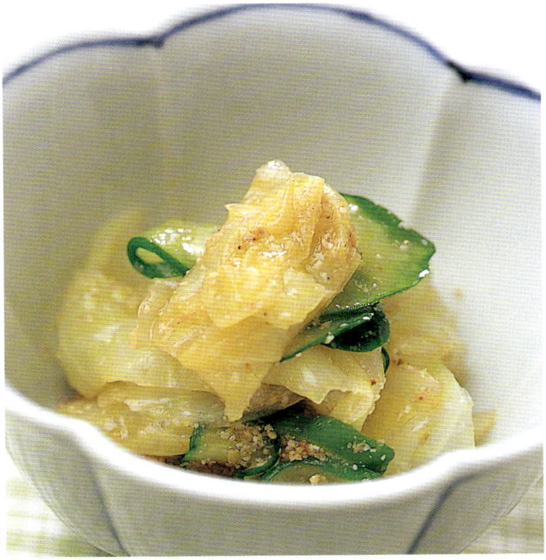

39kcal　たんぱく質1.6g　塩分0.7g

献立ヒント！
サバの立田揚げとかぼちゃの素揚げ
大根とわかめのみそ汁

【青菜で】

カロテン、ビタミンA、ビタミンCも多い青菜。
高齢者に不足しやすい鉄やカルシウムの補給にも。

アクが少ないのでスープに最適

青梗菜と豆腐のくず煮

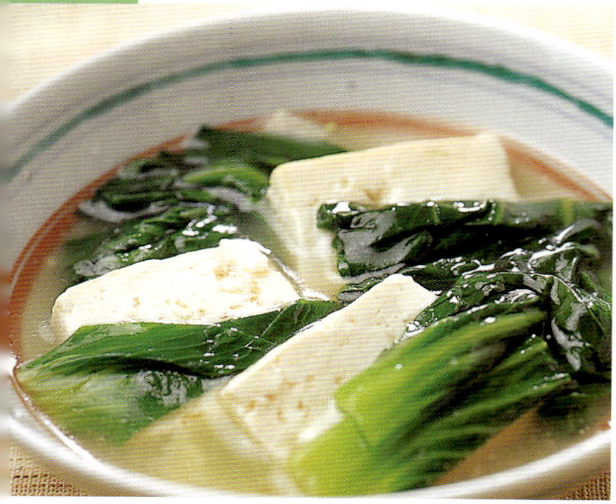

131kcal　たんぱく質5.3g　塩分1.2g

【材料】1人分

- 青梗菜 …………………80g（小1株）
- 豆腐（好みの種類）…………70g（1/4丁）
- 油 ……………………………大さじ1/2
- A ┌ 水 ………………………1/2カップ
- 　 └ 顆粒とりがらだし ……小さじ1/3
- B ┌ 酒 ………………………大さじ1
- 　 │ 塩……………………ミニ1/2（0.6g）
- 　 └ しょうゆ・ごま油・こしょう ……各少量
- ┌ かたくり粉 ………………小さじ1/2
- └ 水 …………………………小さじ1

❶青梗菜は葉と茎に分け、茎は食べやすい大きさに切る。咀嚼、嚥下力が弱い方の場合は細かく刻む。

❷豆腐は1cm厚さの色紙形に切る。

❸なべに油を熱して青梗菜をいため、A、豆腐の順に入れてBで調味し、ひと煮する。

❹かたくり粉の水どきを加えてとろみをつける。

献立ヒント！　アジの塩焼き
ひじきの煮物（91ページ）

カロテンが吸収されやすいよう油を使って

春菊の中国風あえ物

【材料】1人分

- 春菊（かたい茎は除く）……………70g
- ロースハムまたはボンレスハム ………1枚
- しょうゆ ……………………………小さじ2/3
- ごま油 ………………………………小さじ1/3

❶春菊は沸騰湯でゆでて水にとり、水けを絞って3～4cm長さに切る。

❷ハムはみじん切りにする。

❸春菊をしょうゆとごま油であえて器に盛り、ハムを散らす。

応用　ほかの青菜や白菜、もやしなども合う。

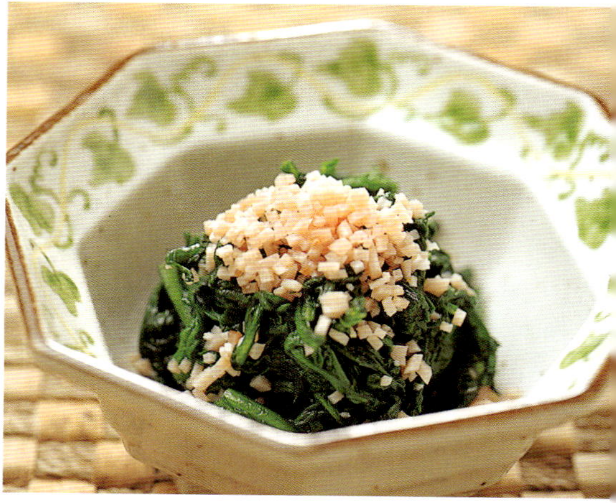

50kcal　たんぱく質3.6g　塩分1.0g

献立ヒント！　マーボー豆腐
さつま芋の甘煮（19ページ）

かぜ予防、体力補強に文句なしの一品

常夜なべ

【材料】1人分

ほうれん草 ……………………………100g
豚肩ロース薄切り肉 …………………50g
白菜 ……………………………………50g
豆腐（好みの種類）……………………¼丁
A
- だし ………………………………1½カップ
- しょうゆ ……………………………小さじ2
- 塩 ……………………………1.2g（小さじ⅕）
- 酒 ……………………………………大さじ1

ポン酢しょうゆ ………………………適量

❶ほうれん草は4〜5cm長さに切る。
❷豚肉は一口大に、白菜は5cm長さに切る。豆腐は色紙形に切る。
❸なべでAを煮立て、②と①を入れ、火が通ったら引き上げてポン酢で食べる。

＊毎晩食べても飽きないというところからこの名がある。

応用　青菜は小松菜、水菜、にら、青梗菜などでも。

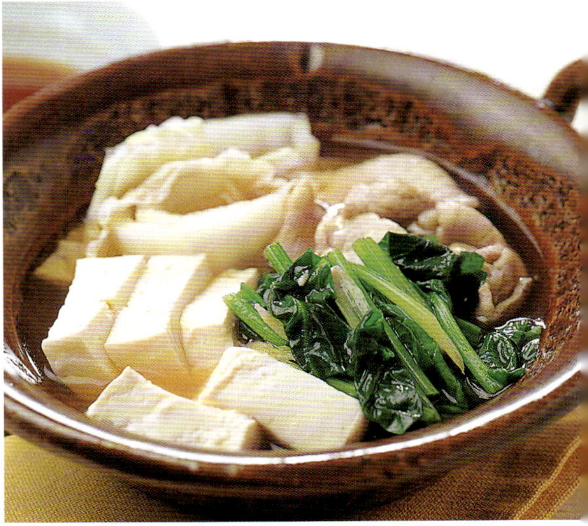

226kcal　たんぱく質18.8g　塩分3.3g

※煮汁を⅓量残すと塩分は約2.7gになる。

献立ヒント！　甘煮豆

1日に必要なカルシウムの半分がとれる

小松菜と桜エビのにんにくいため

【材料】1人分

小松菜 …………………………………100g
油 ……………………………………大さじ⅔
にんにく ………………………………1かけ
素干し桜エビ ……………………………10尾
塩 ………………………………………0.7g
酒 ……………………………………大さじ1
こしょう ………………………………少量

❶小松菜は4〜5cm長さに切る。
❷フライパンを熱して油とにんにくを入れ、焦がさないようにいためる。香りが出たら小松菜を加えて全体に油を回すようにいため、塩と酒とこしょうをふり入れ、桜エビを加えて、手早くいため合わせ、器に盛る。

＊かむ力が弱い方の場合は、小松菜は葉の部分のみをあらく刻んでいため、水を少し加えてやわらかくなるまで蒸し煮にする。

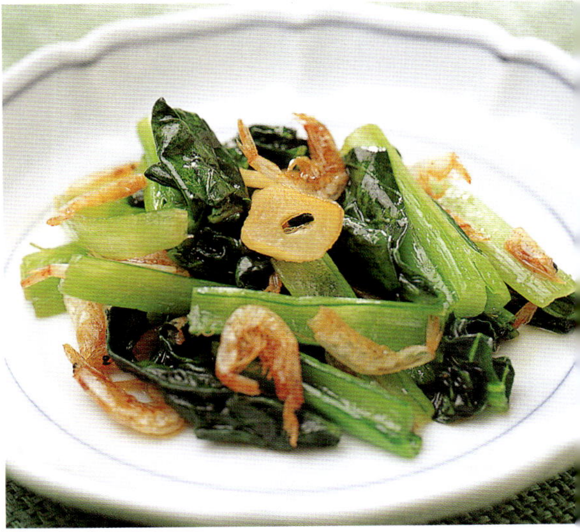

117kcal　たんぱく質6.3g　塩分0.9g

献立ヒント！　ツナのかに玉風（39ページ）
わかめときのこのスープ

あると助かる！
即席ヘルシー漬け物アラカルト

ごはんのおともや箸休めに、ちょっと添えると喜ばれる漬け物。
塩分控えめの一品で食卓にくつろぎを。

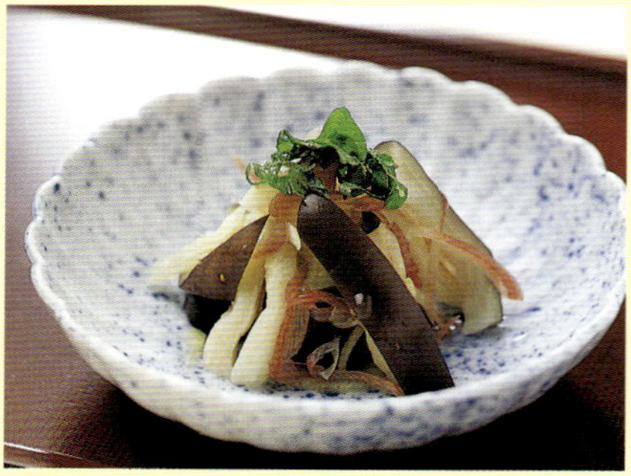

10kcal　たんぱく質0.6g　塩分0.4g
＊右記の材料は１〜2人分。栄養価は½量分。

下味の塩は酢で流して塩分ダウン

●なすとみょうがのもみ漬け

【材料】１〜2人分

なす……………………1個
みょうが………………1個
青じそ…………………1枚
塩…………1.8g（小さじ⅓）
酢……………………小さじ1
しょうゆ………………少量

【作り方】

❶なすは長さを半分にして１㎝角の棒状に切り、みょうがと青じそはせん切りにする。
❷なすとみょうがに塩をまぶしてもみ、酢をかける。
❸②をよく絞って器に盛り、青じそをのせ、食べるときにしょうゆをかける。

ポリ袋で漬けると場所をとらない

●白菜のレモン漬け

【材料】１〜2人分

白菜　………70g（小１枚）
塩…………1.5g（小さじ¼）
レモンの薄い半月切り　…4枚
こんぶ　…………5㎜×5㎝
赤とうがらしの輪切り
（種を除く）……　……⅓本分

【作り方】

❶白菜の軸は一口大に薄くそぎ切り、葉はざく切りに。
❷ポリ袋にすべての材料を入れて軽くもみ、空気を抜いて口を閉じ、水入りやかんなどで重石をして10分以上おく。しんなりしたら水けを絞る。

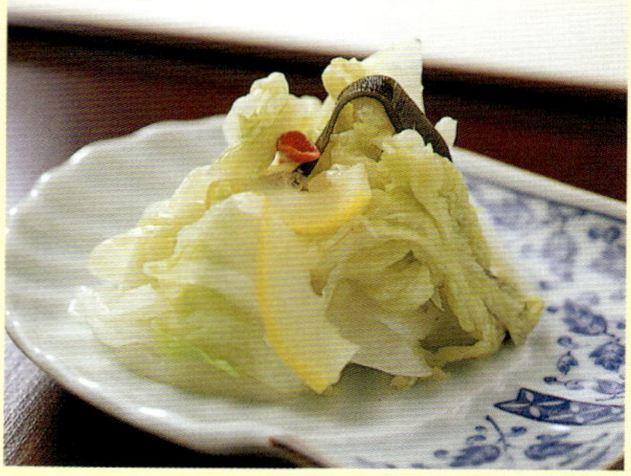

8kcal　たんぱく質0.4g　塩分0.4g
＊左記の材料は１〜2人分。栄養価は½量分。

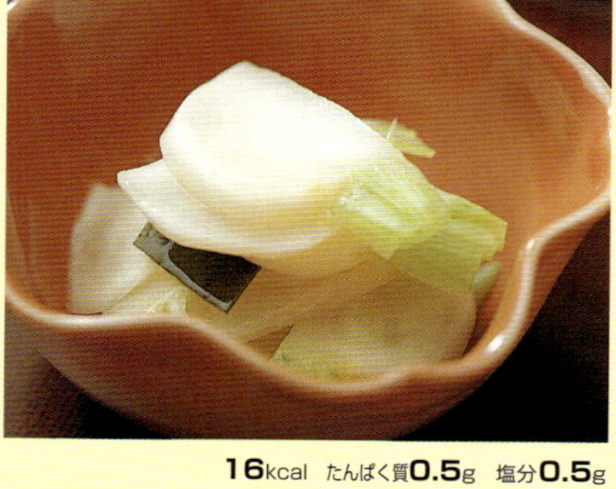

16kcal　たんぱく質0.5g　塩分0.5g

とうがらしのほのかな辛味も調味のうち

●かぶのあちゃら漬け

【材料】１人分

かぶ（茎を少しつけたもの）
……………50g（小１個）
塩　…………1g（小さじ⅕弱）
A
- 酢………………大さじ½
- 水………………大さじ１
- 砂糖……………小さじ½
- 赤とうがらし（種を除く）…少量
- こんぶ　……5㎜×2㎝

【作り方】

❶かぶは縦半分にしてさらに2㎜幅の薄切りにし、塩をまぶしておく。
❷Ａをボールに合わせ、かぶを水けをきつく絞って漬け込み、15分以上おく。

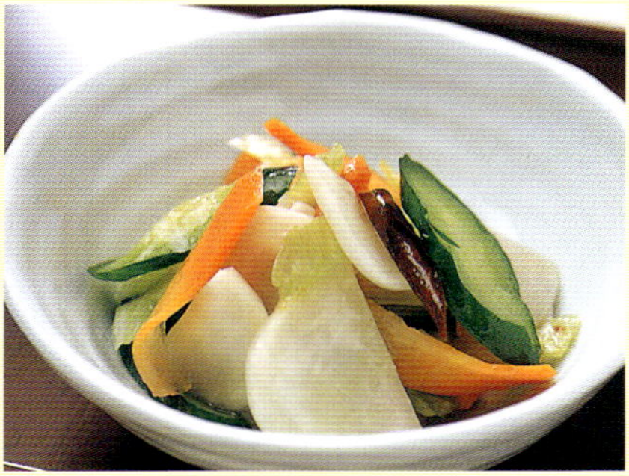

51kcal たんぱく質0.5g 塩分0.5g
＊右記の材料は2人分。栄養価は１人分。

サラダ感覚でたっぷり食べられる

●野菜の中国風甘酢漬け

【材料】2人分

きゅうり……………………½本
にんじん ……………………30g
かぶ（茎を少しつけたもの） ……
……………………50g（小1個）
塩 ……………………2g（小さじ⅓）
A［油……………………大さじ½
　 赤とうがらし（種を除く）…½本
酢……………………大さじ1
砂糖……………………大さじ½

【作り方】

❶野菜は2㎜厚さの薄切りにし、塩をふってしばらくおく。しんなりしたらよくもんで水けを絞り、ボールに入れる。
❷小なべにAを入れて弱火で熱し、酢、砂糖の順に入れて煮立て、①にかけて混ぜる。冷蔵庫で冷やす。

ブロッコリーの茎も立派な一菜に

●根菜や端野菜のめんつゆ漬け

【材料】3～4人分

大根・にんじん・ブロッコリーの茎など ……合わせて150g
めんつゆ＊……………………¼カップ
＊2～3倍濃縮のもの。

【作り方】

野菜は皮を除いて適宜に切り、ポリ袋に入れてめんつゆを加え、10分以上漬ける。薄く切るほど早く漬かる。時間のあるときは大きく切って漬け、食べるときに薄く切るとよい。
＊カリフラワーの茎、キャベツの芯、かぶ、セロリなども合う。

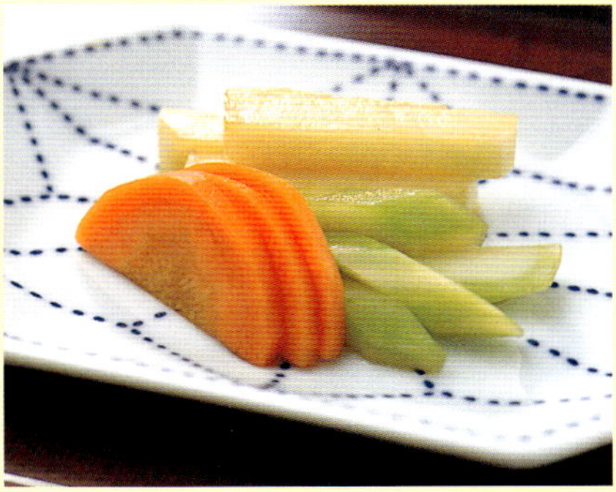

18kcal たんぱく質1.1g 塩分0.4g
＊左記の材料は3～4人分。栄養価は¼量分。

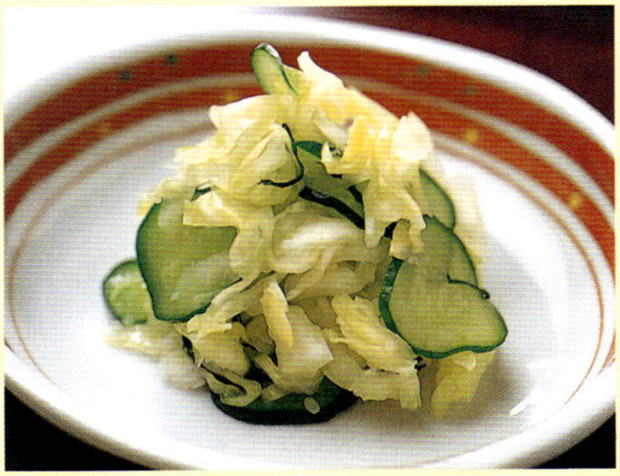

16kcal たんぱく質0.9g 塩分0.6g

しょうがと青じその香りでうす味をカバー

●キャベツの刻み漬け

【材料】1人分

キャベツ …50g（小1枚）
きゅうり……………………¼本
青じそ……………………1枚
しょうが………薄切り1枚
塩 …………1.5g（小さじ¼）

【作り方】

❶キャベツは1㎝幅に切り、きゅうりは薄い輪切り、青じそとしょうがはせん切りにし、全部混ぜて塩をまぶし、10～20分おく（重石をすると早く漬かる）。
❷しんなりしたらよくもみ、水けを絞る。

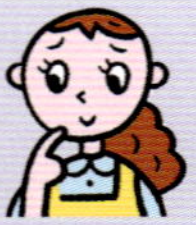

ホームヘルパー 食事作りの悩みQ&A

アドバイス：清水依理子
NPO法人トータルケアサポート研究所所長

Q 糖尿病の方でエネルギー制限があるのですが、豚カツや天ぷらなどをよく要望されるので、困っています。

A ▶この方は、揚げ物がお好きなのでしょうが、昔から食べ慣れた料理で、肉といえばカツという思い込みもあるのかもしれません。また、それ以外にも満足できる料理法がいろいろあることを、あまりご存知ないことも考えられます。

▶そこで、揚げ物以外の料理に気持ちを誘ってみてはいかがでしょう。「豚カツ、いいですね…。そうそう、軽くみそ漬けにして油で焼いても香ばしくておいしいかもしれませんね」「天ぷらの材料を卵の衣につけて焼くピカタっていうお料理があるんですけれど、それもけっこういけるんですよ」というように、料理のアイディアをなにげなく会話に織り混ぜていきます。

▶興味を示されたら、「じゃあ、今度ちょっと作ってみましょうか」と問いかけると、同意していただけることが多いものです。「揚げ物はカロリーが高いですから、焼いてはだめですか」などと聞くと、「好きなもの食べさせてよ」と反発を受けてしまいやすいのです。

▶長い人生を歩んでこられた方の嗜好を変えていくのは時間がかかるもの。あせらずにゆっくりと、いきましょう。

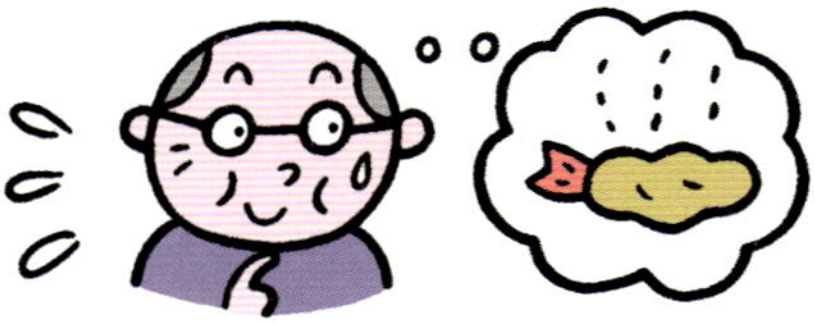

Q 濃い味がお好みの方ですが、血圧が高いので塩分は減らすように医者から指導されているので、悩みます。

A ▶濃い味がお好きな方には、ご本人に味をみていただきながら料理するのがいちばんです。

▶うすめの味をつけたものを「ちょっとお味、みていただけますか」と持っていきます。「いやー、これじゃうすいね」と言われたら「あー、そうですか。けっこういい味出ているかな、と思うんですけれど。これ以上入れると塩分のとりすぎになるかなと気になって…」というぐあいに答えると、それ以上入れてとは言いにくくなるものです。

▶そこでもし、「もっと濃くして」と言われたら「じゃあ、濃くしましょうね」と答えて、控えめに足し、「だいぶ足したんですけれど、今度はどんなものでしょう」ともう１度味見をしていただきます。２度目でさらに濃い味を求める人はあまりいないでしょう。

▶味見には、ともに作っている、という「共同制作」の気持ちに人を導く効果があり、だれしも「共同作品」だと思うと好意的に受け入れる心持ちになります。徐々に、その共同作品をうす味に仕上げていきましょう。

だしのあれこれ――その2

削りガツオもだしの素もない！というときのくふう

それ自体にうまみを持つ素材を探して、フルに使いましょう。

＊干ししいたけ

水でゆっくりもどすとよいだしがとれる。急ぐならぬるま湯に浸し、電子レンジで軽く温めて。乾いたまま刻んで煮物や汁物に使っても。

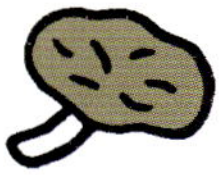

＊肉、ハム、ベーコン、ちりめんじゃこ、干しエビ、ちくわなど

肉や魚介を少し加えれば、うまみのある煮物やスープになる。加工製品はそれ自体に塩分があるので、調味は控えめを忘れずに。

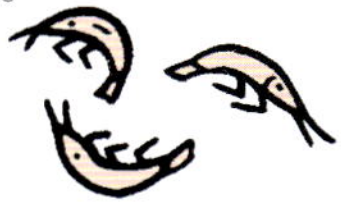

＊油・バター

油のコクもだしがわりの1つ。野菜の煮物も油やバターでいためて煮ると、だしがなくてもまろやかになる。油揚げや生揚げを加えるのも1つの手。

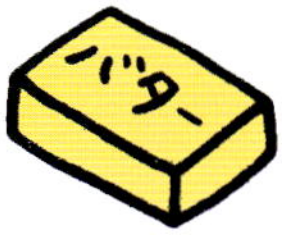

＊すりごま

ごまの風味とコクも強力な助っ人。煮物や汁物にすりごまをたっぷり入れて。

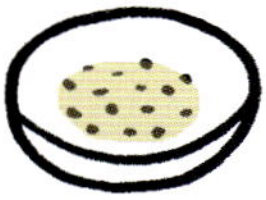

＊牛乳

ミルクスープ、ミルク煮は、牛乳の乳脂肪でマイルドに仕上がる。スープの仕上げに粉チーズをふると風味がよい。

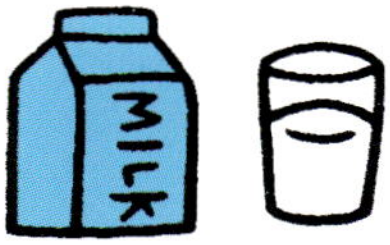

＊こんぶ茶、梅干し、漬け物

こんぶ茶は即席吸い物にも重宝。梅干しや漬け物は水に入れてことこと煮ると、塩けとともに風味がとけ出す。

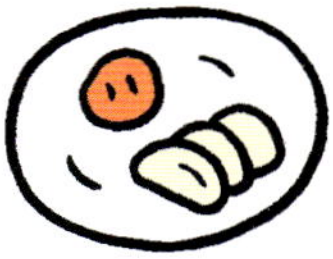

＊野菜類

大根やにんじん、ごぼう、ねぎ類、キャベツ、白菜、セロリ、かぼちゃ、きのこ、芋、等々には秘めたるだしパワーが。ことこと煮出すことで、特有の甘みと風味がとけ出す。

＊香味野菜・香辛料

しょうが、にんにく、赤とうがらし、ねぎなどを油でゆっくりいため、煮物や汁物のベースにすると、風味と辛味が加わる。洋風のスープや煮物にはローリエやこしょうを。汁物や煮物の仕上げに、ねぎ、しょうが、みょうが、青じそなどをたっぷり加えるのも効果的。

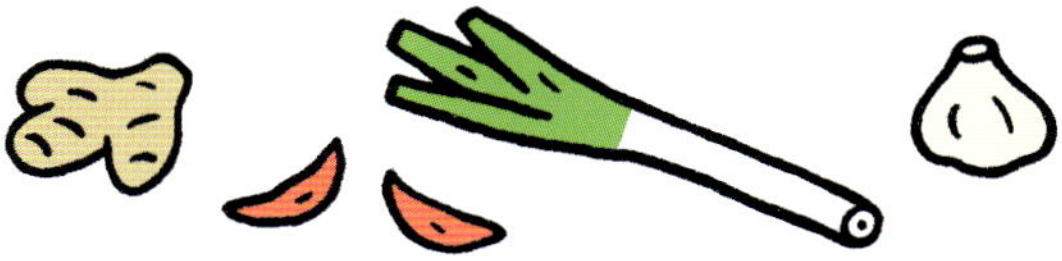

【なすで】皮の紫色の色素はアントシアニン。目の健康を保ち、心筋梗塞などを防ぐ作用が。

相性抜群のじゃこを味だしにして

なすの乱切りいため煮

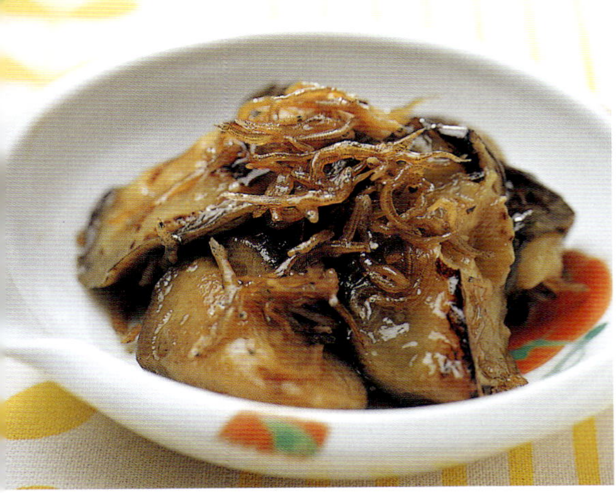

65kcal　たんぱく質3.3g　塩分1.0g

【材料】1人分

なす……1個(70g)
ちりめんじゃこ……大さじ1
油……小さじ1弱
しょうゆ・砂糖……各小さじ2/3
水またはだし……1/4カップ

❶なすは大きめの乱切りにし、水につけてアクを抜き、水けをふきとる。

❷なべに油を熱してなすをいため、じゃこと水と調味料を加える。

❸沸騰後中火弱で15～20分、ときどき上下を返しながら煮汁が少し残る程度まで煮る。

＊なすをすぐにいためるときは水にさらさなくてもよい。

応用 ズッキーニやかぶもよく合う。ピーマンを混ぜてもよい。

献立ヒント! イカときゅうりとトマトのサラダ風
みょうがのかき玉汁

油脂を風味よく吸わせたなすで、夏ばて予防

なすとベーコンのしょうゆいため

【材料】1人分

なす……1個
油……大さじ1/2
にんにく……1/4かけ
ベーコン……15g
しょうゆ……小さじ1/2

❶なすは1cm厚さの輪切りにし、水にさらしてアクを抜く。ベーコンは1cm幅に切る。

❷なべに油を熱してにんにくとベーコンをいため、ベーコンから脂が出てきたら水けをよくきったなすを入れる。

❸しんなりするまでいため、しょうゆで調味する。

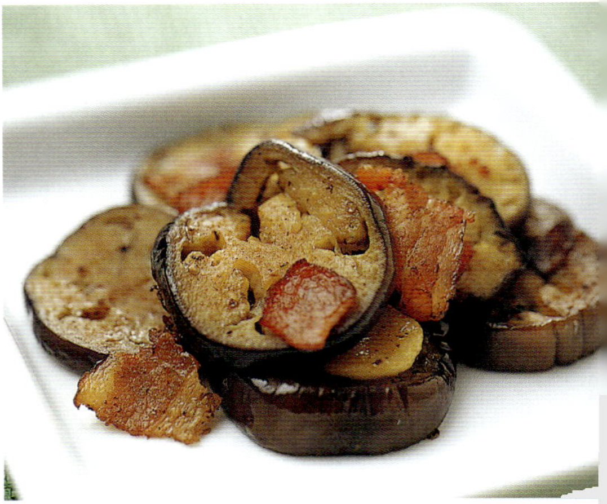

136kcal　たんぱく質3.0g　塩分0.7g

献立ヒント! 切り身魚のホイル焼き(40ページ)
かぼちゃの牛乳スープ

冷たく冷やしてもおいしい

ゆでなすの酢みそだれ

【材料】1人分

なす ……………………………………1個

A［みそ・砂糖 ……………………各大さじ½
　 酢・酒 …………………………各小さじ½

練りがらし ………………………………少量

❶なすはへたを落とし、かぶるくらいの湯に入れ、落としぶたをしてゆでる。先端がやわらかくなったら、引き上げる。

❷Aを混ぜ合わせて酢みそだれを作る。

❸なすを器に盛り、酢みそだれをかけて練りがらしをのせる。なすは一口大に切って盛ってもよい。

調理メモ&ヒント

なすの電子レンジ加熱

ゆでなすや蒸しなすは電子レンジを使っても手軽。なすは洗って水けを少しつけたままラップに包み、1個につき500Wで1分加熱を。すぐ広げてさますと皮の色がきれいに保てます。

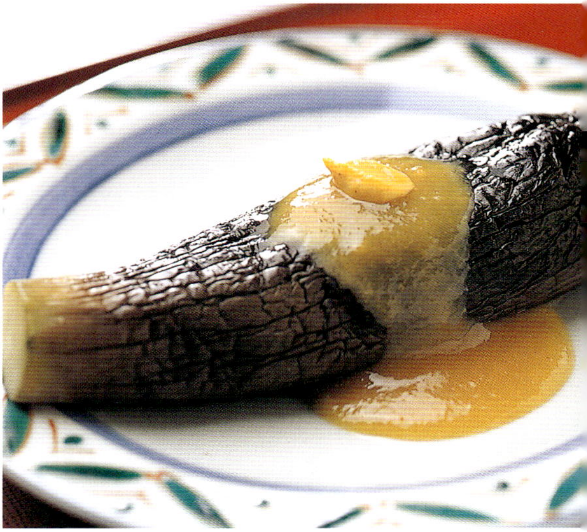

53kcal　たんぱく質1.9g　塩分1.1g

献立ヒント！　和風ハンバーグ野菜いため添え
じゃが芋のみそ汁

シンプルだから飽きない一品

油焼きなすのおかかじょうゆ

【材料】1人分

なす ……………………………………1個

油 ………………………………………大さじ1

削りガツオ ……………………………少量

しょうゆ ………………………………小さじ1弱

❶なすは2cm厚さの斜め輪切りにし、水につけてアクを抜き、水けをふく。

❷フライパンに油を熱してなすを両面から焼き、中までやわらかくなったら器に盛る。

❸削りガツオをのせてしょうゆをかける。

調理メモ&ヒント

直火での焼きなすの作り方

ひと手間かかりますが、夏ならではの味。なすは焼き網にのせ、強火でころがしながら、皮が焦げて中がしんなりするまで焼きます。指を水で冷やしながらへた側から皮をむき、箸で縦に裂き、冷やしてしょうがじょうゆで。

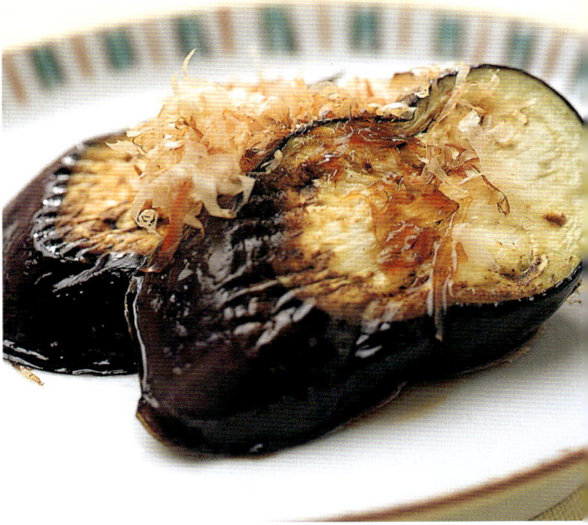

131kcal　たんぱく質1.5g　塩分0.7g

献立ヒント！　ウナギとにらの卵とじ
長芋としめじのうすくず汁

【ピーマンで】

ビタミンCの量はいちごやオレンジ以上。
鉄の吸収を助け、免疫力を高める働きも。

一皿中のビタミンCは１日の所要量の半分近く

ピーマンと豚肉のみそいため

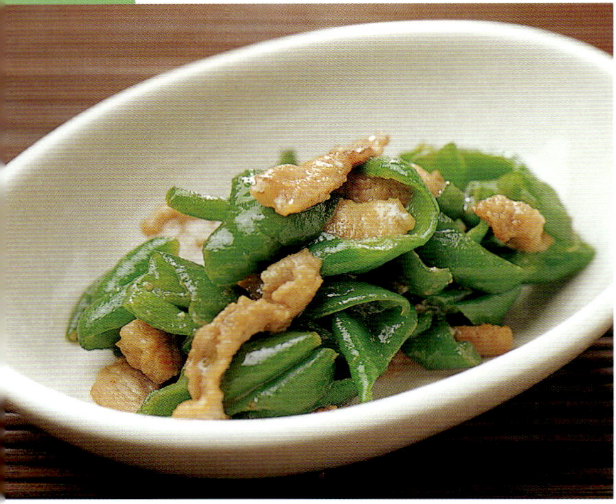

【材料】１人分

ピーマン	2個（60g）
豚こま切れ肉	30g
油	大さじ½
みそ・砂糖	各大さじ½
酒	大さじ１

❶ピーマンと豚肉は１cm幅に切る。
❷みそ、砂糖、酒を混ぜ合わせておく。
❸なべに油を熱して肉とピーマンを入れていためる。
❹肉に火が通ってピーマンがしんなりしたら、②のみそだれを加え、全体にからめるようにしていため上げる。

234kcal　たんぱく質5.7g　塩分1.1g

献立ヒント！　そうめん（わかめ、トマト、薬味添え）

じゃこの塩けがあるのでしょうゆは控えめに

ピーマンのじゃこ煮

【材料】１人分

ピーマン	2個
ちりめんじゃこ	10g（大さじ2）
水	大さじ3
しょうゆ・砂糖	各小さじ½
酒	大さじ１

❶ピーマンは１cm幅に切る。
❷なべにピーマンとちりめんじゃこを入れ、水としょうゆ、砂糖、酒を加えて、中火にかける。
❸ときどき混ぜながら、煮汁がなくなるまで煮る。

応用　うど、セロリ、れんこんなども歯ざわりがよくておいしい。

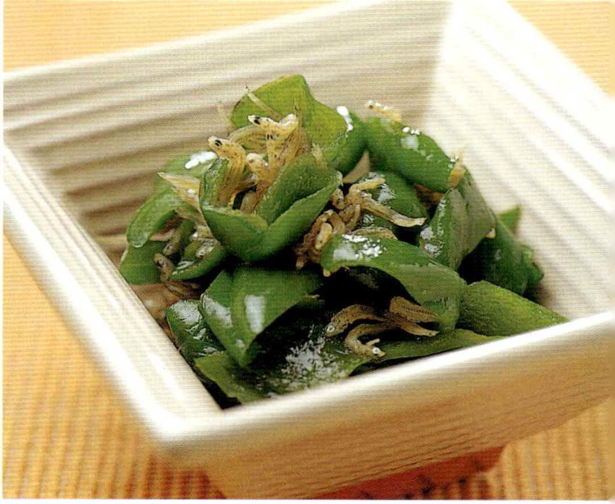

43kcal　たんぱく質4.8g　塩分1.1g

献立ヒント！　とんカツゆでキャベツ添え

夏ばてを防ぐビタミンB_1もとれる

夏野菜と豚肉のいため物

【材料】1人分

ピーマン・なす	各1個
豚薄切り肉（もも、肩ロースなど）	30g
A にんにく	½かけ
A しょうがの薄切り	1枚
油	大さじ1
しょうゆ	大さじ½弱
砂糖	小さじ½
酒	大さじ1

❶ピーマンは乱切り、なすは1cm厚さの輪切りにし、豚肉は一口大に切る。

❷なべに油とAを入れてゆっくり熱し、香りが出たらなす、ピーマンを加えていためる。

❸野菜がしんなりしたら肉を加えていため、肉に火が通ったら調味料を加え、全体にからめるようにいため上げる。

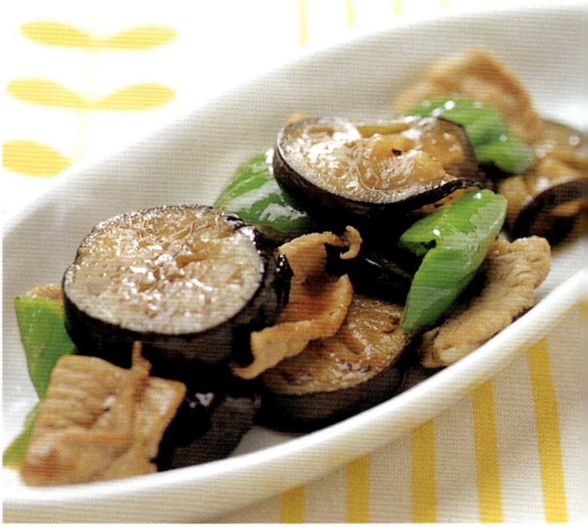

227kcal　たんぱく質7.6g　塩分1.2g

献立ヒント！
冷ややっこ
オクラとトマトのスープ

ピーマンのビタミンCは加熱にも強い

ピーマンの焼き浸し

【材料】1人分

ピーマン	2個
めんつゆ（2～3倍濃縮のもの）	小さじ1
削りガツオ	小さじ1

❶ピーマンは網にのせて強火で表面全体を黒く焦がすように焼く。

❷水につけて皮をむき、1～2cm角に切って器に盛り、めんつゆと削りガツオをかける。

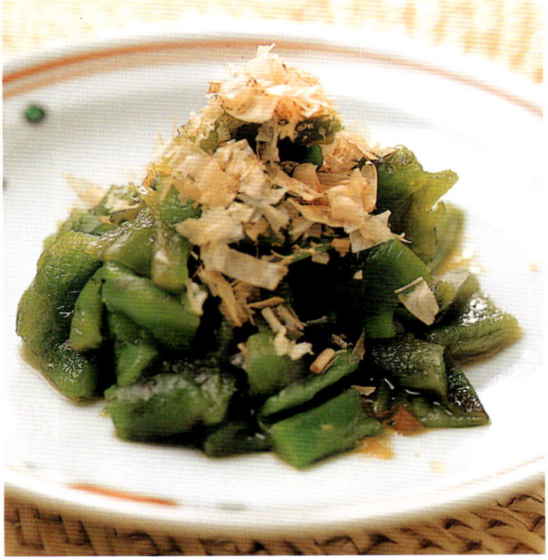

20kcal　たんぱく質1.0g　塩分0.6g

献立ヒント！
カジキのみそ漬け焼き（43ページ）
とろろ汁

覚えておくとトク!!

赤や黄のピーマンの栄養

青いピーマンも栄養豊富ですが、赤や黄のピーマンのビタミンCはその2倍。ビタミンB群やEも多く、赤いものはカロテンも豊富です。でもビタミンKや食物繊維は青いものがやや上。2～3色とり混ぜて使ってみると、栄養も彩りもより充実します。

【トマト・きゅうりで】

トマトの赤い色素リコピンにはがんを防ぐ作用が。
水分豊富なきゅうりは、ほてりを鎮め食欲を増進。

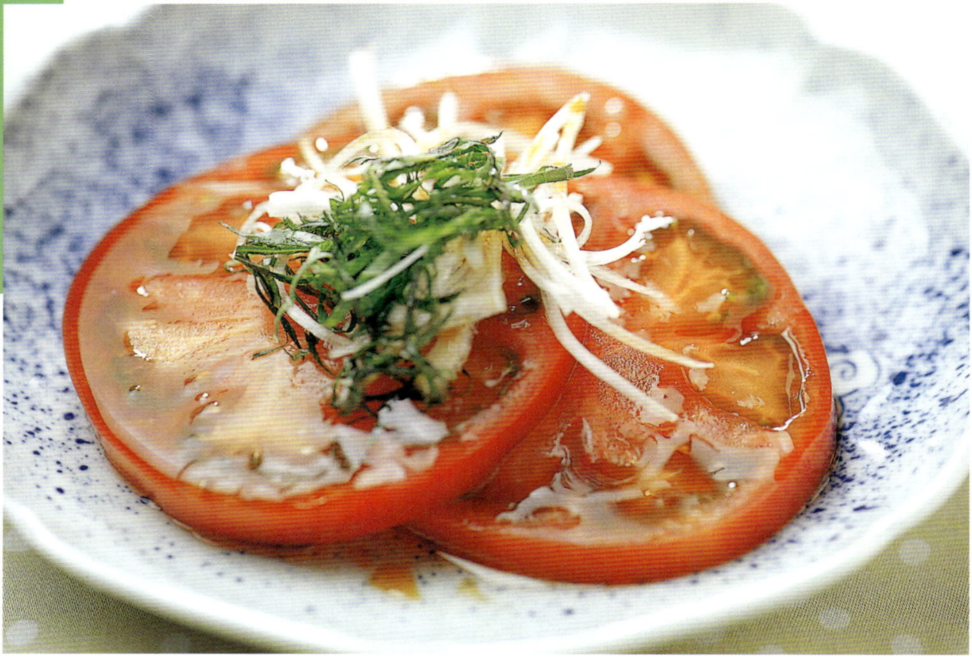

37kcal　たんぱく質1.1g　塩分0.9g

トマトの酸味に弱い人にも食べやすい

トマトの中国風あえ物

【材料】1人分

	トマト	大½個
	ねぎ	5cm
	青じそ	3枚
A	しょうゆ・酢	各小さじ1
A	砂糖	小さじ½
A	ごま油	少量

❶トマトは7～8mm厚さの輪切りにする。

❷ねぎと青じそはせん切りにして、それぞれ水にさらす。

❸トマトを器に盛って②をのせ、Aを合わせた調味液をかける。

献立ヒント！ ひき肉となすのピリ辛みそいため
モロヘイヤのスープ

調理メモ&ヒント

トマトの皮むき

かむ力や飲み込む力が弱い人の場合は、トマトは皮をむいて種も除いて使います。

皮に4～5cm切り目を入れ（どこでもよい）、軽くラップに包んで1個につき電子レンジで30～40秒加熱し、冷水にとると、すっと皮がむけます。電子レンジがなければ、へたつきをぐるりと切りとり、熱湯で皮がめくれるまでゆでて、冷水にとります。

種は、横半分に切って軽くしぼるようにすると、きれいに除けます。

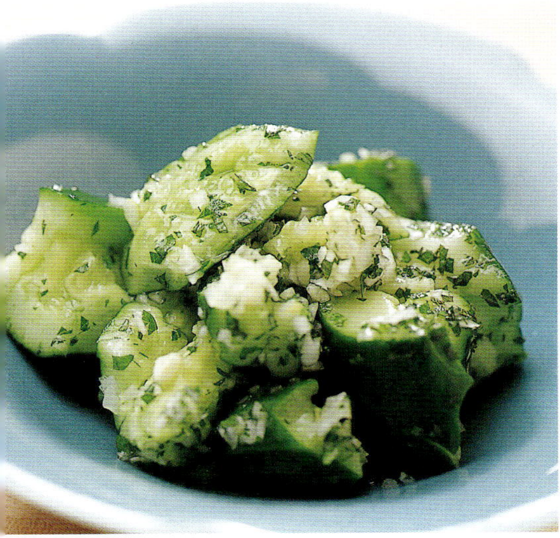

14kcal　たんぱく質0.9g　塩分0.4g

献立ヒント！　八宝菜どんぶり（イカ、エビ、青梗菜、にんじん、きのこなど）

きゅうりの香りにもがんを防ぐ成分が

たたききゅうりの香味あえ

【材料】1人分

きゅうり	1本
塩	0.4g
青じそ	1枚
にんにく	¼かけ
ねぎ	5cm

❶きゅうりはすりこ木やあきびんなどで軽くひびが入る程度にたたき、一口大の乱切りにして塩をまぶす。

❷青じそ、にんにく、ねぎはいずれもみじん切りにする。

❸きゅうりに②を混ぜ、冷蔵庫でよく冷やしながら味をなじませる。

＊好みで薬味にしょうがやみょうがを混ぜても。

応用　かぶ、セロリ、大根、長芋などもおいしい。

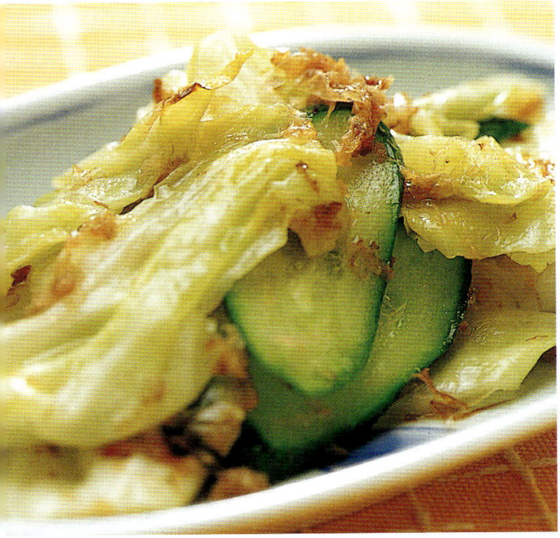

148kcal　たんぱく質3.8g　塩分0.9g

献立ヒント！　ホタテ貝のなべ照り焼きさやいんげん添え
もずくの酢の物

手早くいためて歯ざわりを生かす

きゅうりとキャベツのいため物

【材料】1人分

きゅうり	½本
キャベツ	1枚
油	大さじ1
しょうゆ	小さじ1
酒	大さじ1
削りガツオ	ミニパック½袋

❶きゅうりは斜めに薄い輪切りにし、キャベツは芯を薄くそぎ除いて4～5cm角に切る。

❷フライパンに油を熱して①を強火で手早くいためる（キャベツがかたそうなら、先にいためてからきゅうりを加える）。しょうゆと酒を加え、削りガツオをふり入れて大きくひと混ぜし、火を消してすぐ器に盛る。

＊あれば豚薄切り肉をいっしょにいためると、主菜になる。

【かぼちゃ・カリフラワー・ブロッコリーで】

いずれの野菜にも多いビタミンCやがん予防の成分。
かぼちゃやブロッコリーには老化を防ぐビタミンEも豊富。

かぼちゃにはビタミンのほか食物繊維もいっぱい

かぼちゃのレモン煮

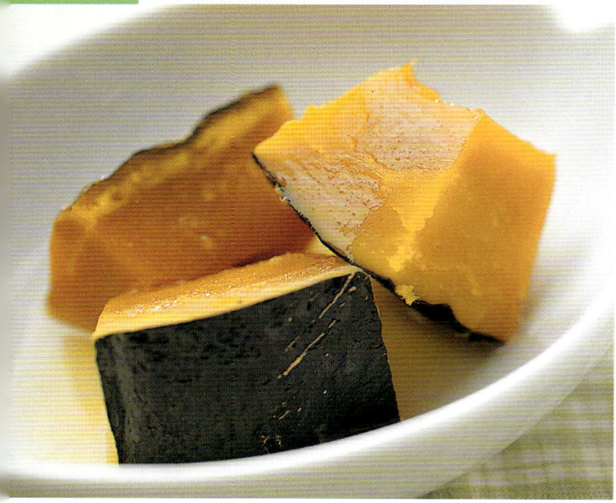

69kcal　たんぱく質1.2g　塩分0.4g

【材料】1人分

かぼちゃ……60g
水……½カップ
砂糖……小さじ1
塩……0.4g
レモン汁……⅛個分

1. かぼちゃは3cm角くらいに切る。
2. なべに入れ、水、砂糖、塩を加えて火にかけ、中火弱でときどき煮汁をまわしかけながら、やわらかくなるまで煮る。
3. 最後にレモン汁を加えてひと煮し、火を消してそのままおいて味を含ませる。

＊かぼちゃはさめる間にも汁けを吸うので、煮汁が少し残るくらいで火を消したほうがしっとりとする。

献立ヒント！
肉豆腐（51ページ）
きゅうりもみ

ビタミンEやカロテンは油で吸収率上昇

かぼちゃとカリフラワーの天ぷら

【材料】1人分

かぼちゃ……30g
カリフラワー……20g（2房）
A ┌小麦粉……大さじ1⅔
　 │かたくり粉……小さじ2
　 └牛乳……大さじ2
揚げ油……適量
B─塩・こしょう・粉ざんしょう……各適量

1. かぼちゃは5mm厚さのくし形に切る。
2. Aをとき合せて衣を作る。
3. 揚げ油を170度に熱し、かぼちゃとカリフラワーに衣をつけてカラリと揚げる。
4. 器に盛り、Bを混ぜ合わせたものを添える。

＊カリフラワーが大きい場合は1cm厚さに切ると食べやすい。

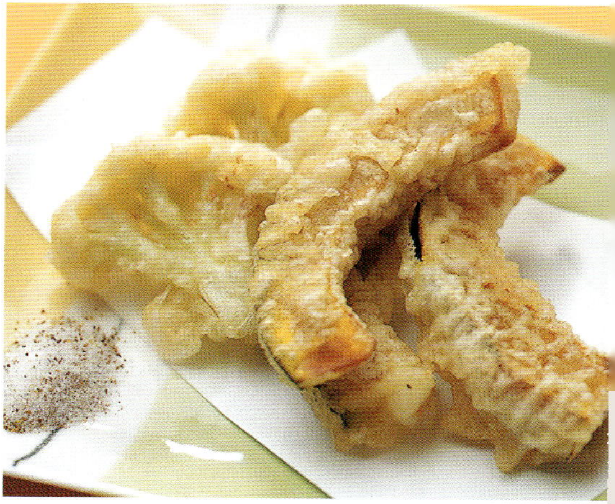

208kcal　たんぱく質3.6g　塩分0.3g

献立ヒント！
鉄火どんぶり
ほうれん草ときのこのすまし汁

だしで煮るとごはんのおかずに合う

カリフラワーのうすくず煮

【材料】1人分

	カリフラワー	60g
A	だし	½カップ
A	塩	0.5g
A	しょうゆ	少量
A	みりん	小さじ1
B	かたくり粉	小さじ½
B	水	小さじ1
	しょうが汁	少量

❶カリフラワーは小房に分ける。

❷なべにAを合わせて温め、カリフラワーを入れてやわらかくなるまで10分ほど煮る。

❸かたくり粉の水どきを煮汁に加えてとろみをつけ、しょうが汁を加えて火を消す。

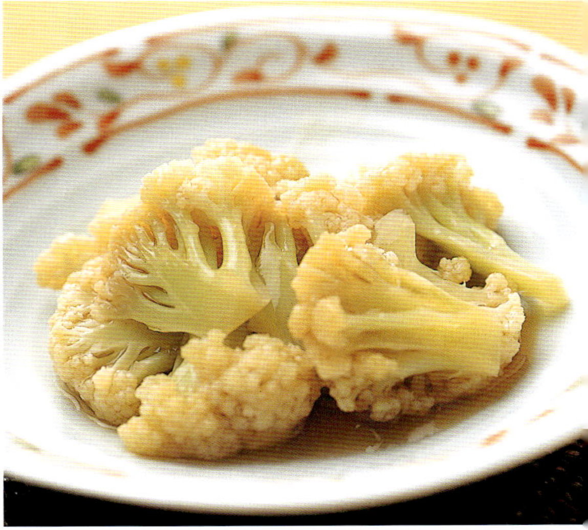

39kcal　たんぱく質2.2g　塩分0.7g

献立ヒント！　ゆで豚とキャベツ、にんじんのごま酢だれ
豆腐とネギのスープ

覚えておくとトク!!

とろみづけのかたくり粉の割合

汁物にうすくとろみをつけたいときのかたくり粉の量は、液体の1％（150ml＝¾カップの汁に対して1.5g＝小さじ½）と覚えましょう。

煮汁にとろみをつける場合は、煮る前の液体の1.5〜2％を目安に。野菜あんかけのようなときは、液体の4〜5％（100mlの液体に対して大さじ½くらい）が適当です。いずれの場合も、2倍容量の水でといて、汁が煮立ったところに加え、手早くかき混ぜます。

造血に必要な葉酸もたっぷりとれる

ブロッコリーのからしマヨネーズあえ

【材料】1人分

ブロッコリー	60g
塩	少量
マヨネーズ	小さじ2
練りがらし	少量

❶ブロッコリーは小房に分け、沸騰湯で静かにゆで、茎の部分に弾力が感じられたらざるに上げ、塩をふってさます。

❷器に盛り、マヨネーズにからしを混ぜたものをかける。

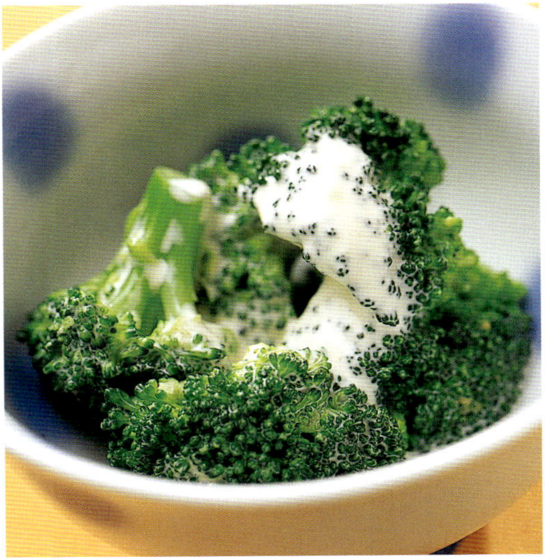

78kcal　たんぱく質2.7g　塩分0.3g

献立ヒント！　サバのみそ煮（43ページ）
大根とごぼうとにんじんのスープ煮

【ごぼう・れんこんで】

ごぼうやれんこんは食物繊維のお助け野菜。
れんこんはビタミンCの供給源にも。

たたいて煮ると繊維がほぐれやすい

たたきごぼうの煮物

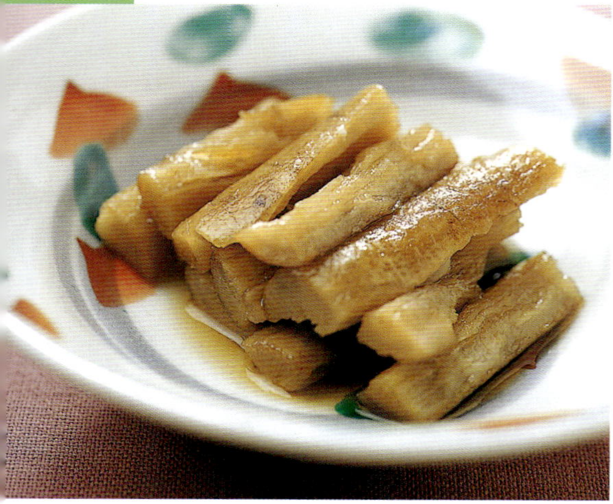

56kcal　たんぱく質1.6g　塩分0.8g

【材料】1人分

ごぼう……60g(1/3本強)
だし……1/2カップ
しょうゆ……小さじ1/2
塩……少量
砂糖……小さじ1
酒……大さじ1

❶ごぼうは皮をこそげ落とし、すりこ木やあきびんなどで軽くひびを入れるようにたたき、4〜5cm長さに切って縦2〜4つ割りにし、水にさらしてアクを抜く。

❷なべにだしと調味料を合わせて温め、水けをきったごぼうを入れ、煮立ったら弱めの中火にする。落としぶた（なければアルミ箔）をして、煮汁が少なくなるまで煮、そのまましばらくおいて味を含ませる。

献立ヒント！　豚肉と白菜と青梗菜の牛乳あん
わかめとシラス干しのゆず酢あえ

飲み込む力が弱い人にもおすすめ

おろしれんこんのとろみ汁

【材料】1人分

れんこん……20〜30g
鶏ささ身……20g
水……3/4カップ
A ┌しょうゆ……小さじ1/2
　│塩……0.8g
　└酒……大さじ1
しょうが汁……少量

❶ささ身は筋を除いて細かくたたき刻む。

❷なべに分量の水を温め、ささ身を入れて混ぜながら煮立て、火を弱めてアクを除き、2〜3分煮る。

❸②にれんこんをすりおろしながら加え、さらに1分ほど煮、Aで調味して火を消す。

❹椀に盛り、しょうが汁を落とす。

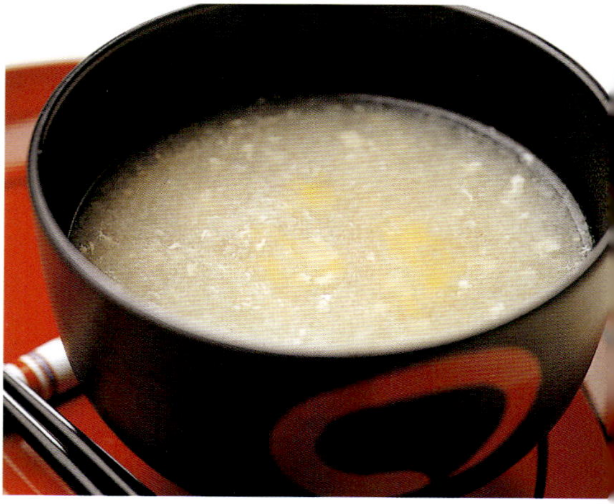

41kcal　たんぱく質5.3g　塩分1.3g

献立ヒント！　カキとねぎのベーコン風味焼き
春菊の中国風あえ物（74ページ）

ごぼうよりかみきりやすい

れんこんのきんぴら

【材料】1人分

れんこん ……………………………………50g
油 ……………………………………………小さじ½
しょうゆ・砂糖 ……………………各小さじ⅔
酒 ……………………………………………大さじ1
赤とうがらし(種を除く) ……………………⅓本

❶れんこんは薄い輪切りか半月切りにし、水で洗う。
❷なべに油を熱して赤とうがらしとれんこんを入れ、れんこんの色が半透明になって弾力が感じられるくらいまでよくいためる。
❸しょうゆ、砂糖、酒をふってさらにいため、全体になじんだら火を消す。

応用 歯が弱い人の場合は、大根のきんぴらに。

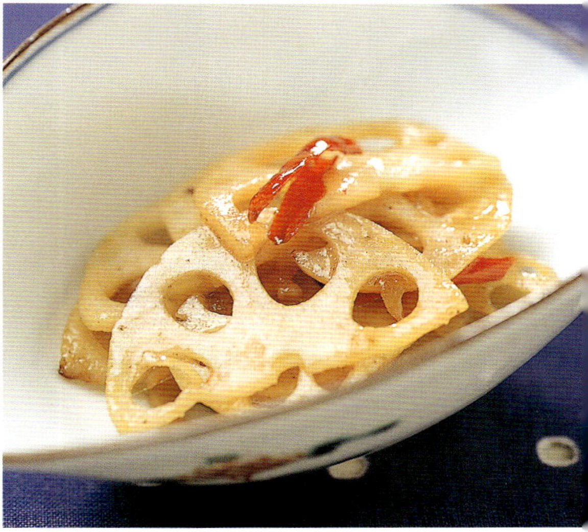

174kcal　たんぱく質1.3g　塩分0.6g

献立ヒント! 肉団子とブロッコリーのシチュー
白菜のレモン漬け(76ページ)

一皿でレタス½個分以上の食物繊維がとれる

ごぼうのごまマヨネーズあえ

【材料】1人分

ごぼう ……………………………………40g(¼本)
マヨネーズ ……………………………大さじ½
すり白ごま ……………………………小さじ½

❶ごぼうは皮をこそげ落とし、4～5cm長さのせん切りにして、水にさらしてアクを抜く。
❷水けをきってなべに入れ、かぶるくらいの水と酢少量を加え、やわらかくなるまでゆで、ざるに上げてさます。
❸マヨネーズにごまを混ぜ、ごぼうをあえる。
＊歯が弱い人の場合は、左ページのたたきごぼうのようによくたたいてから太めに切ったほうが食べやすい。

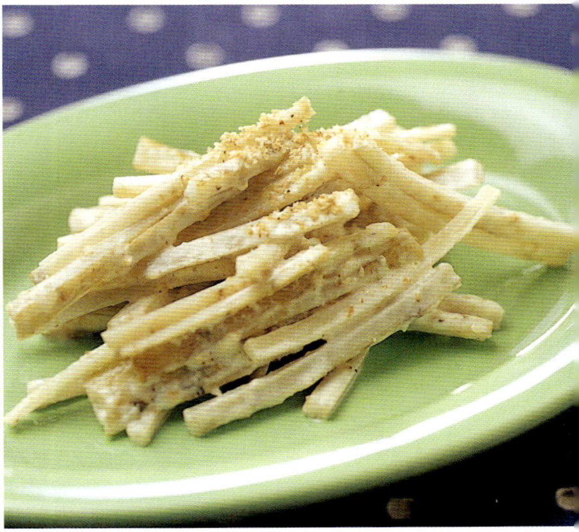

77kcal　たんぱく質1.1g　塩分0.1g

献立ヒント! イワシのかば焼き
にんじんと大根、白菜、きのこの汁物

【わかめ・ひじきで】水溶性食物繊維やミネラルに富む海藻 コレステロールや血圧、血糖値の改善に

食欲旺盛な方のもう一品に

わかめとしらたきの煮物

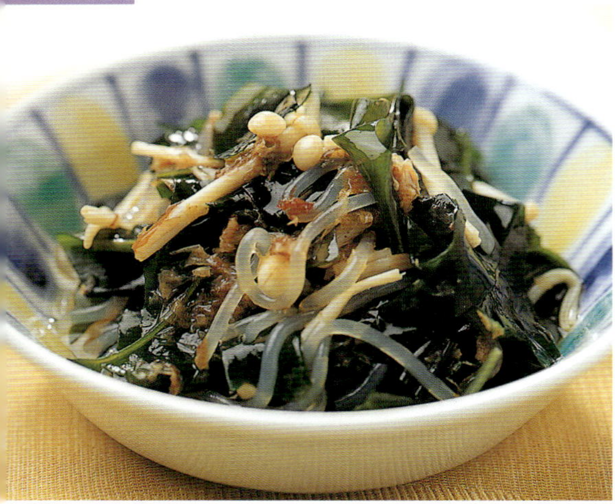

34kcal　たんぱく質5.5g　塩分1.2g

【材料】1人分

わかめ……もどして30g
しらたき……20g
えのきたけ……20g
削りガツオ……ミニパック1袋(5g)
A　しょうゆ……小さじ2/3
　　酒……大さじ1
　　だし……1/2カップ

❶わかめは一口大に切る。

❷しらたきはさっとゆで、食べやすいようにぶつぶつと切る。えのきたけはほぐして長さを半分に切る。

❸なべにAと②を入れて沸騰後5分ほど煮、わかめと削りガツオを加えてさらに汁けが少なくなるまで煮る。

献立ヒント！　豚肉のみそくわ焼き（50ページ）
かぼちゃのスープ

玉ねぎの辛味をアクセントにして

わかめと玉ねぎのサラダ

【材料】1人分

わかめ……もどして30g
玉ねぎ……20g
酢・油……各小さじ2
塩……少量
青じそ……1枚

❶わかめは一口大に切る。玉ねぎはせん切りにし、ざるに入れて塩少量をふってもみ、ぬめりが出たら水にさらす。

❷青じそはせん切りにして水にさらす。

❸酢、油、塩を混ぜ合わせて①をあえ、器に盛って青じそを天盛りにする。

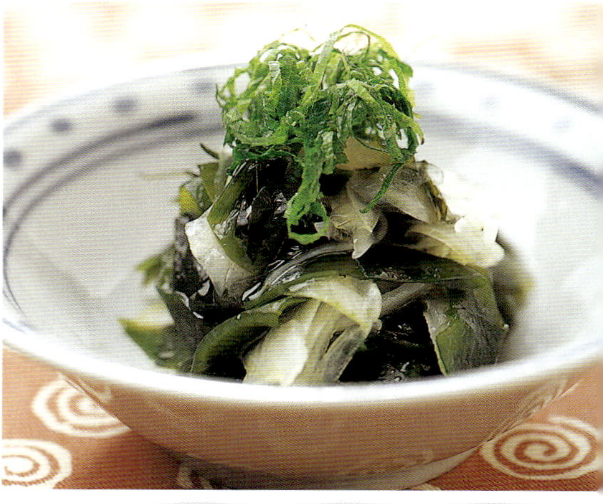

90kcal　たんぱく質0.9g　塩分0.6g

献立ヒント！　いりどり
小ねぎと麩のすまし汁

ひじきには鉄やカルシウムも満点

ひじきの煮物

【材料】1人分

ひじき ……………10g（もどして50〜60g）
油揚げ ……………………………………¼枚
にんじん ……………………………………20g
油 ……………………………………………小さじ1
┌だし ……………………………………½カップ
│しょうゆ …………………………………小さじ1
│砂糖 ………………………………………大さじ½
└酒 …………………………………………大さじ1

❶ひじきはたっぷりのぬるま湯に15分ほどつけてもどし、長ければ食べやすい長さに切る。
❷油揚げとにんじんは短冊切りにする。
❸なべに油を熱して①と②をいため、だしと調味料を入れ、ときどき混ぜながら中火弱で、汁が少し残るくらいまで煮る。

＊煮たものは冷凍できるので、2〜3回分まとめて煮ておいても重宝。

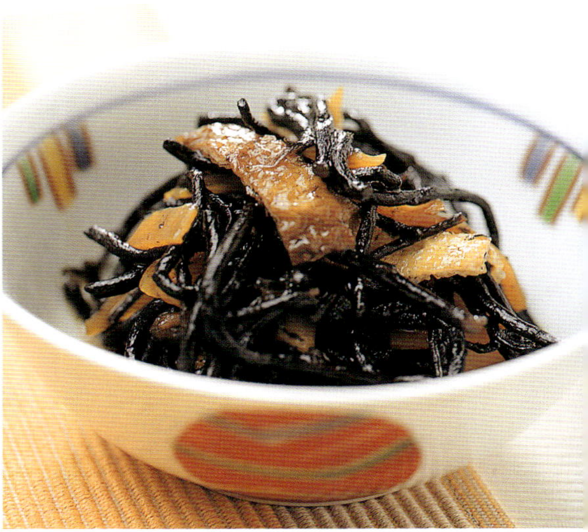

101kcal　たんぱく質2.8g　塩分1.2g

献立ヒント！　サケのムニエル粉吹き芋添え
トマトのおろしあえ （29ページ）

たんぱく質とともにとると鉄の吸収率がアップ

ひじきとツナのかき揚げ

【材料】1人分

ひじき … 4g（もどして20〜25g）
ツナ（油漬け缶詰め）… 10g
玉ねぎ …………20g
A ┌小麦粉 ………大さじ1⅔
　│かたくり粉 ……小さじ2
　└牛乳 ……………大さじ2
揚げ油 …………適量
めんつゆ＊……大さじ1
おろし大根 ……30g
＊つけづゆの濃さのもの。

❶ひじきはたっぷりのぬるま湯に15分ほどつけてもどし、長ければ3cm長さに切る。
❷玉ねぎはせん切りにする。
❸ボールにAをとき混ぜて天ぷらの衣を作り、①②とほぐしたツナを加えて混ぜ合わせる。
❹揚げ油を170度に熱し、③を半量ずつ木じゃくしにのせて平らにすべり込ませ、カラリと揚げる。
❺器に盛り、めんつゆとおろし大根を添える。

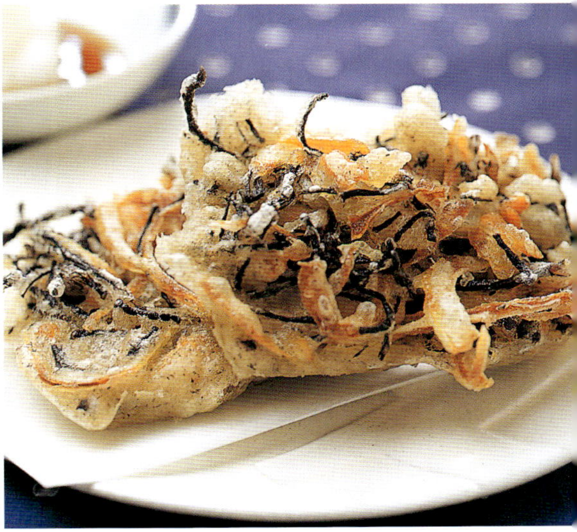

261kcal　たんぱく質5.2g　塩分0.9g

献立ヒント！　空也蒸し （38ページ）
青菜の梅肉あえ

あるとうれしい！

とってもかんたんデザート

食後にほんの一口、デザートを添えると、献立がぐんとグレードアップ。
くだものや乳製品で健康にもプラスになるものを。

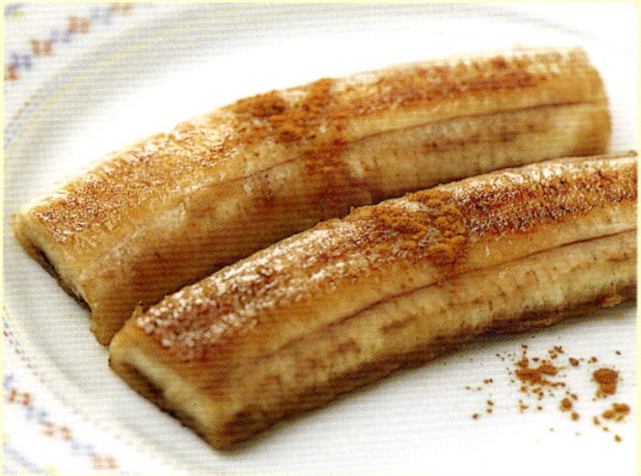

92kcal　たんぱく質0.8g　塩分0.1g

皮膚や口内の健康に必要なビタミンB_6がとれる

●バナナのシナモンソテー

【材料】1人分

バナナ………………小1本
バター………………小さじ1
シナモン……………少量

【作り方】

❶バナナは皮をむいて両端を切り落とし、縦半分に切る。

❷フライパンにバターをとかしてバナナの両面をこんがりと焼き、器に盛ってシナモンをふる。

＊あればラム酒やブランデーなどを少しふると風味がよい。

牛乳がひと手間でさわやかな飲み物に

●ゆず風味のヨーグルト風ミルク

【材料】1人分

牛乳……………………3/4カップ
ゆずの絞り汁………大さじ1
好みのジャムまたはハチみつ
　または砂糖………大さじ1

【作り方】

❶牛乳にゆずの絞り汁を混ぜ、少し分離してくるまでおく。

❷よく混ぜて器に入れ、ジャムなどを加える。

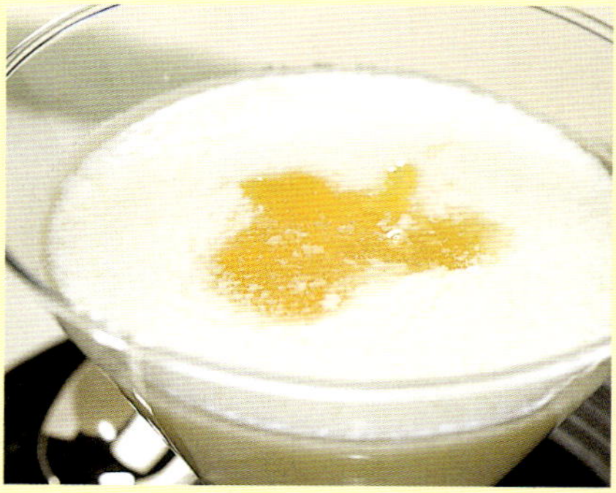

143kcal　たんぱく質5.3g　塩分0.2g

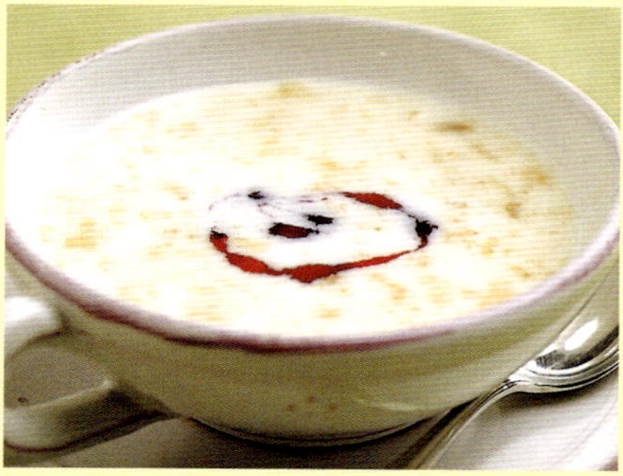

131kcal　たんぱく質4.0g　塩分0.1g

牛乳のにが手な人にも好評

●つぶしバナナミルク

【材料】1人分

バナナ…………………1/2本
牛乳……………………1/2カップ
好みのジャム　…大さじ1/2〜1

【作り方】

❶バナナは皮をむいてボールに入れ、フォークでよくつぶし、牛乳を加えて混ぜ合わせる。

❷器に入れ、好みのジャムを水で少しゆるめて表面に流す。

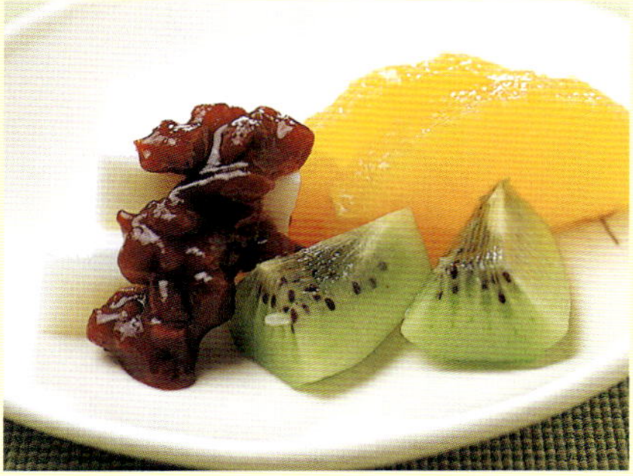

265kcal　たんぱく質6.6g　塩分0.2g

常温でかたまるのがかんてんのよさ

●ミルクかんのあずきかけ

【材料】1人分

牛乳…………………………½カップ
A［粉かんてん …………1g
　 砂糖 ………………大さじ1
キーウィフルーツ ………½個
オレンジ …………………¼個
ゆであずき(缶詰) ………50g

【作り方】

❶牛乳にAを加えて混ぜながら軽く煮立て、火からおろし、型に流して冷やし固める。

❷一口大に切って器に盛り、あずきをかけ、一口大に切ったくだものを添える。

最初に作って冷やしておいて

●りんごのシロップ煮

【材料】1人分

りんご…………………½個
水………………………½カップ
砂糖 …………………大さじ2
レモンの薄切り ………1枚

【作り方】

❶りんごは皮と芯を除いて4〜6つ割りにする。

❷すぐなべに入れて水、砂糖、レモンを加え、沸騰後弱火で透き通るまで煮る。

＊ワインがあれば煮るときに大さじ1加えてもよい。くだものはいちじく、桃なども合う。

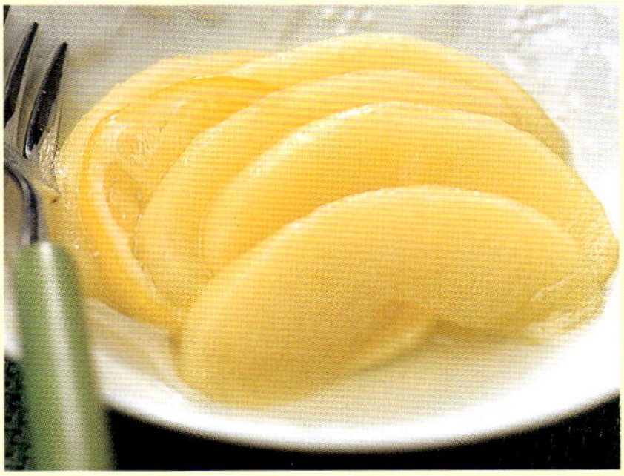

120kcal　たんぱく質0.2g　塩分0.0g

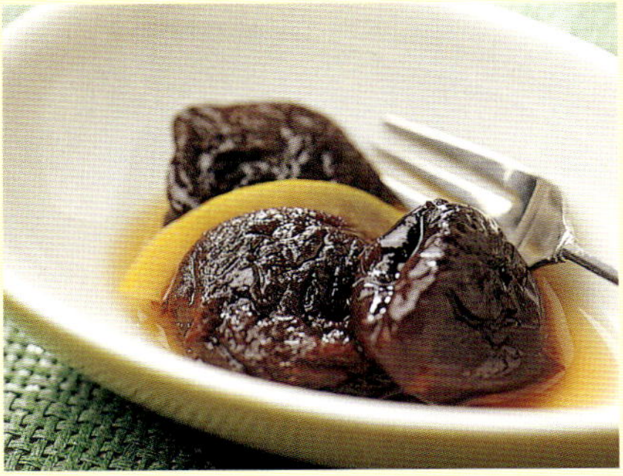

33kcal　たんぱく質0.3g　塩分0.0g

右記の材料は2〜3人分。栄養価は⅓量分

食物繊維の補給に、常備しておくと便利

●プルーンのレモン煮

【材料】2〜3人分

プルーン(乾燥・種なし) …10個
水………………………適量
砂糖 …………………小さじ2
レモンの薄切り ………2枚

【作り方】

なべにプルーンを入れて水をひたひたに加え、砂糖とレモンも加えて弱火で10分ほど煮る。

＊びんなどに入れて冷蔵すれば10日くらい持つ。あれば仕上げにラム酒やブランデーを少量加えるとよい。

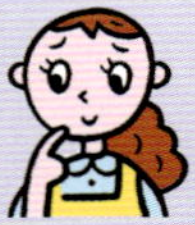

ホームヘルパー 食事作りの悩みQ&A

アドバイス：清水依理子
NPO法人トータルケアサポート研究所所長

Q　1人暮らしの方で、ヘルパーの料理が食事の中心になっているようですが、たっぷりと作って差し上げたほうがよいのでしょうか。

A ▶ほかの2食があまり充実していないようなら、心持ち多めに作るとよいでしょう。とくにたんぱく質や野菜などが充分にとれるように、食材をいろいろ使うようにしてください。

▶ただ、ヘルパーの食事だけ充実させて、他の食事の穴埋めをしようとするのも考えものです。それでは、その方の自立の力を奪ってしまうことにもなるからです。少しは自分で作れるのなら、そのサポートの方法も考えましょう。

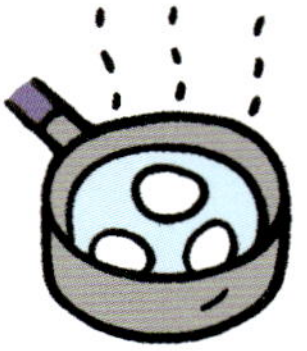

▶たとえば、ねぎを刻む、野菜や芋や卵をゆでる、程度の下ごしらえをしておきます。「青菜と卵をゆでておきましたから、ラーメンにでも入れてくださいね」「ねぎを刻んでおいたので、よかったら朝のおみそ汁と納豆にでも使ってください」とひとこと言い残せば、本人の作ろうという意欲もわき、1人の食事もだいぶ豊かになります。

▶その方の持てる力や機能を引き出し、前に進む応援をする、ということが、介護の本来のあり方のように思います。

Q　入れ歯が合わず、咀嚼《そしゃく》・嚥下《えんげ》力が低下してきているので、食事は刻んだりすりつぶしたりしたものを、とご家族から依頼されていますが、ご本人はあまり好まれないようです。

A ▶その方の咀嚼・嚥下力がどれくらいなのか、まずは様子を見てきちんと把握する必要があります。入れ歯がなくても歯茎でかめる場合もあります。62ページに挙げたポイントを読んで、確認をしてみてください。

▶刻み食やすりつぶし食が食べにくかったり、食欲を低下させてしまっている面があるかもしれません。刻み食は、とろみをつけても口の中でまとまりにくいこともあります。

▶様子を見ながら、一口大に切ってやわらかく煮た野菜や蒸した魚など、形があって舌でつぶせるようなものを差し上げてみましょう。すりつぶす場合も、まず料理を見て香りをかいでいただいてから、その後すりつぶして出すと、食欲がわいてきます。

▶その方の好物を伺って、やわらかく調理してみるのも効果的です。好きなものだと、つぶさなくてもぺろっと食べてしまう場合もよくあります。

▶なお、入れ歯が合わないまま放置している方をよく見かけますが、咀嚼力だけでなく健康や生きる意欲まで低下させる一因となります。ケアマネージャーを通すなどして、口腔内の管理の大切さを伝え、ぜひ治療を受けていただくようにしてください。そうした伝達もヘルパーの大事な仕事です。

びん詰め、缶詰め、レトルト食品…

なんでも活かして
創作料理

冷蔵庫の奥に押しやられたつくだ煮や漬け物、収納棚に眠ってしまいがちな缶詰めやレトルトパウチの調味ソース。
そんな食材も使いようで料理のレパートリーを増やしてくれます。
賞味期限や保存状態を確かめて、もちろんご本人の了解を得て、活用してみましょう。

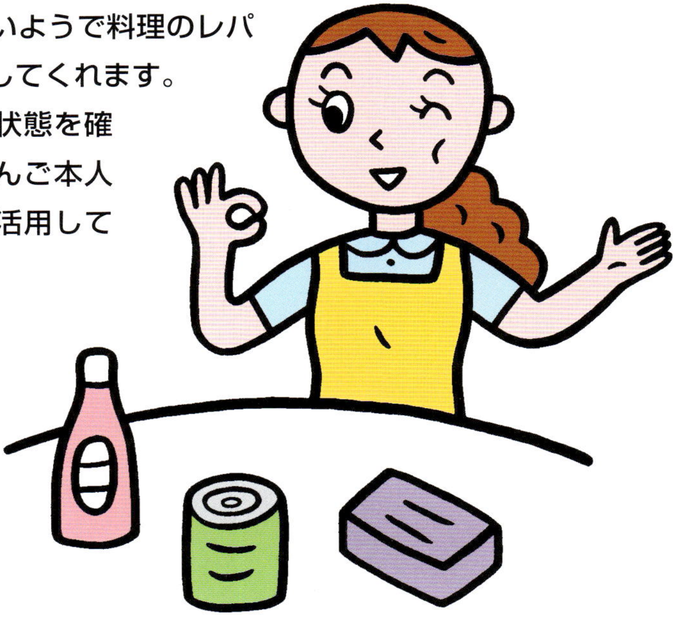

◆つくだ煮・塩辛・味つけきのこで

味の濃い保存食品は、調味料兼風味づけの材料として活用を。

●味つけなめたけで

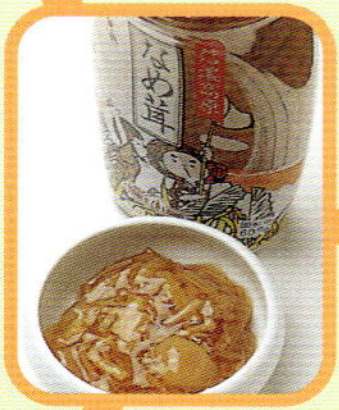

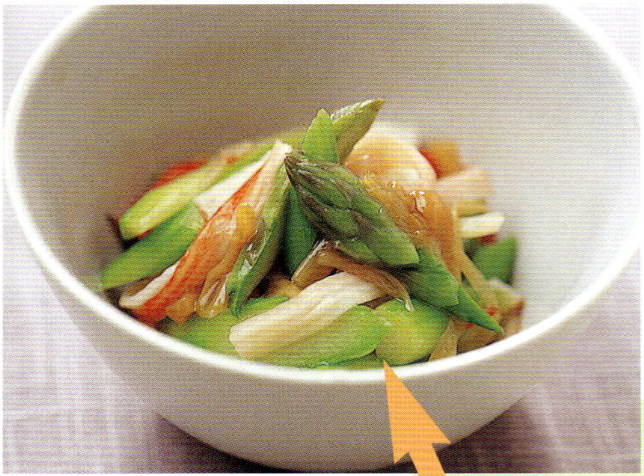

30kcal たんぱく質3.7g 塩分0.8g

アスパラとカニかまのきのこあえ

【材料（1人分）と作り方】

❶グリーンアスパラガス2本は5㎜厚さの斜め切りにし、塩入りの湯でゆでて水にとり、水けをきる。

❷カニ風味かまぼこ1本は細く裂く。

❸味つけなめたけ大さじ½で①②をあえる。

きのことシラス干しの混ぜごはん

【材料（1人分）と作り方】

温かいごはん100～150ｇに味つけなめたけ小さじ2とシラス干し大さじ1弱、青じそ2枚のせん切りを加えて混ぜ合わせる。

＊酢漬けしょうがや漬け物を刻んで混ぜても。

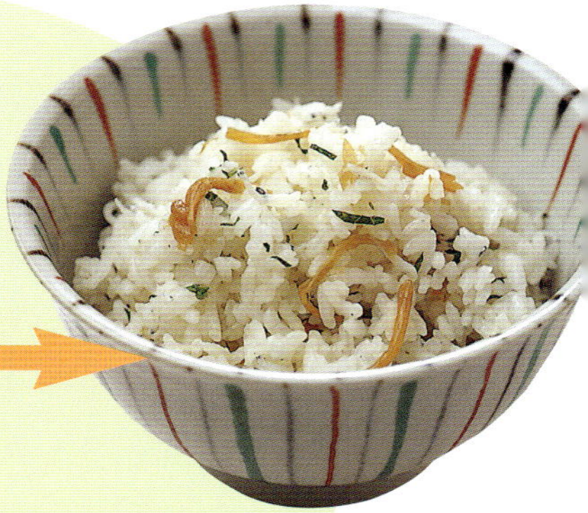

225kcal たんぱく質5.6g 塩分0.8g

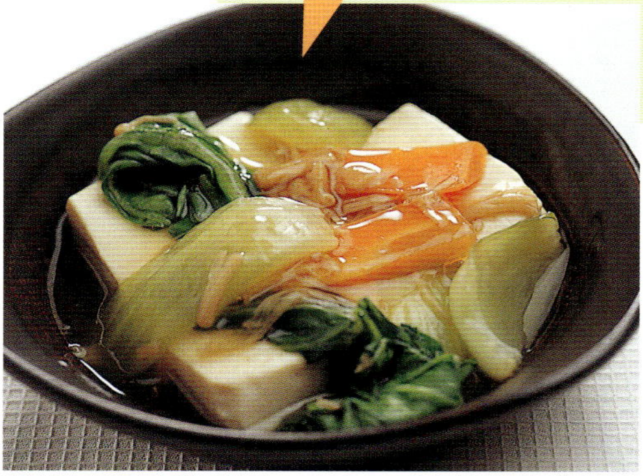

94kcal たんぱく質7.6g 塩分1.0g

豆腐のきのこくず煮

【材料（1人分）と作り方】

❶青梗菜¼株は5cm長さに切り、軸は縦半分に切る。にんじん20gは短冊切りに。

❷だし¼カップを煮立て、味つけなめ茸大さじ2と酒大さじ1を加え、①を加えて1分煮る。

❸めんつゆ（つけづゆの濃さのもの）小さじ1弱を加え、絹ごし豆腐¼丁をやっこに切って入れて1～2分煮、かたくり粉小さじ1を倍量の水でといて加えてとろみをつける。

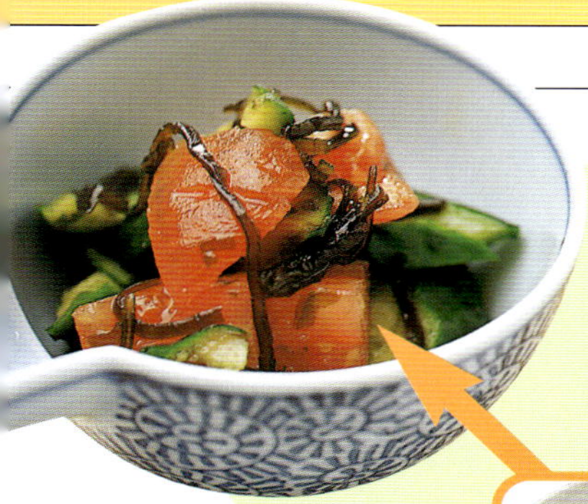

26kcal　たんぱく質1.6g　塩分0.5g

●塩こんぶで

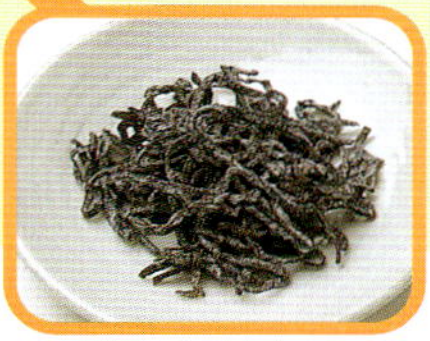

きゅうりとトマトのこんぶあえ

【材料（1人分）と作り方】

❶きゅうり1/2本はめん棒やあきびんで軽くたたいてひびを入れ、一口大のそぎ切りにしてポリ袋に入れ、塩こんぶ3gを加えて軽くもみ、20分ほどおく。

❷トマト1/2個は一口大に切り、盛る直前に①とあえる。

＊キャベツ、白菜、ゆでたもやしやピーマンなどでも応用を。

生ザケの塩辛ネーズ焼き

【材料（1人分）と作り方】

❶生ザケ1切れは薄いそぎ切りにし、油を薄く塗った耐熱皿に並べて塩、こしょうを軽くふる。

❷イカの塩辛大さじ1はあらく刻み、①に散らしのせる。

❸玉ねぎ1/10個、ピーマン1/2個、トマト1/4個はみじん切りにし、②の上に散らす。

❹マヨネーズと生クリームまたは牛乳各大さじ1を合わせて③にかける。この器を焼き網に乗せて直火にかけ、全体がポコポコ煮立ったら火を消す。

＊イカの塩辛のかわりにカツオの塩辛やアンチョビーなどでもよい。

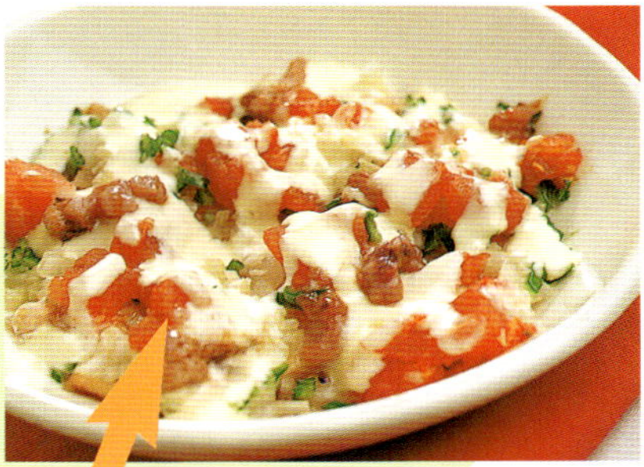

286kcal　たんぱく質19.8g　塩分1.9g

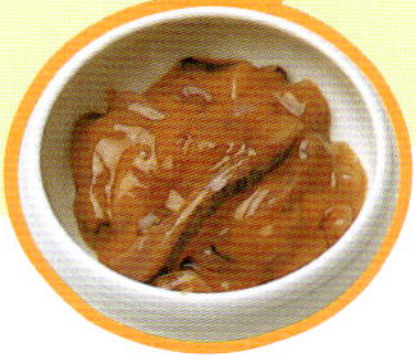

●イカの塩辛で

長芋ののり酢あえ

【材料（1人分）と作り方】

❶山芋60gは4cm長さに切って皮をむき、めん棒やあきびんで軽くたたいてひびを入れ、1cm角くらいに切って器に盛る。

❷のりのつくだ煮小さじ2に、酢と酒各小さじ1を加えてとき混ぜ、①にかける。

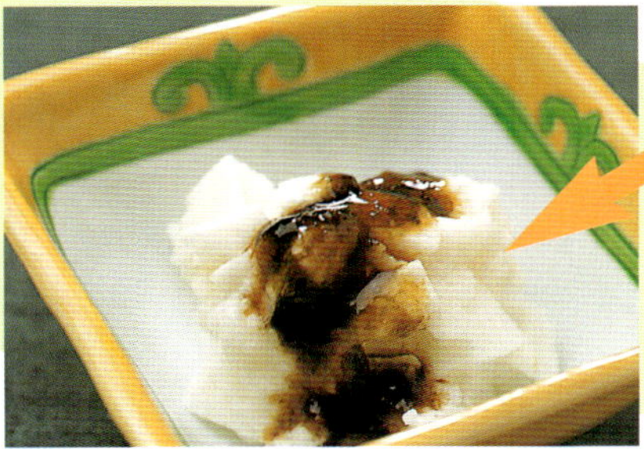

85kcal　たんぱく質4.5g　塩分0.7g

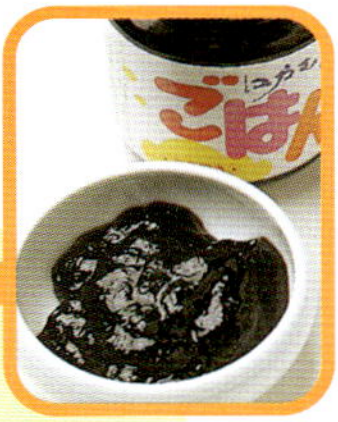

●のりのつくだ煮で

◆漬け物・練りみそで

漬け物は少し酸味の出たものでもＯＫ。練りみその種類はお好みで。

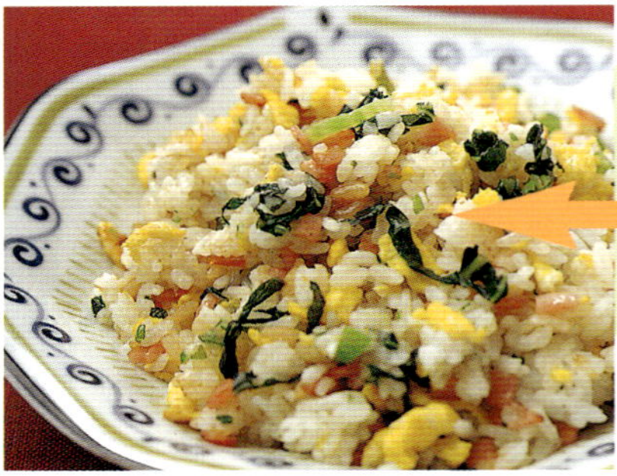

518kcal　たんぱく質13.2g　塩分1.7g

●漬け物（野沢菜漬け）で

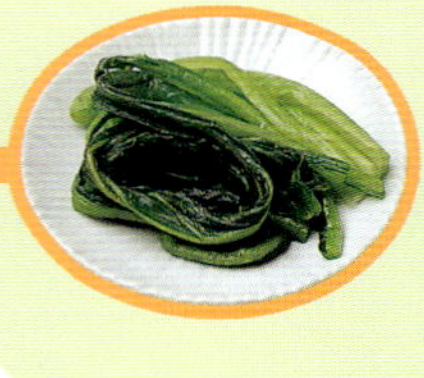

野沢菜のチャーハン

【材料（1人分）と作り方】

❶野沢菜60gは洗ってかたく絞り、細かく刻む。

❷ハム１枚は5㎜角に切り、ねぎ3㎝はあらいみじん切りにする。

❸卵１個に塩とこしょう各少量を混ぜ、油大さじ⅔を強火で熱した中に入れていり卵にし、とり出す。

❹油大さじ⅔を足して②をいため、ごはん150gを加えてよくいためる。①を加えてさらにいため、卵をもどし入れ、しょうゆ小さじ½とこしょう少量で調味する。

●漬け物（白菜漬け）で

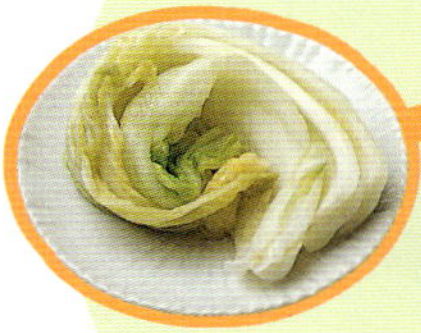

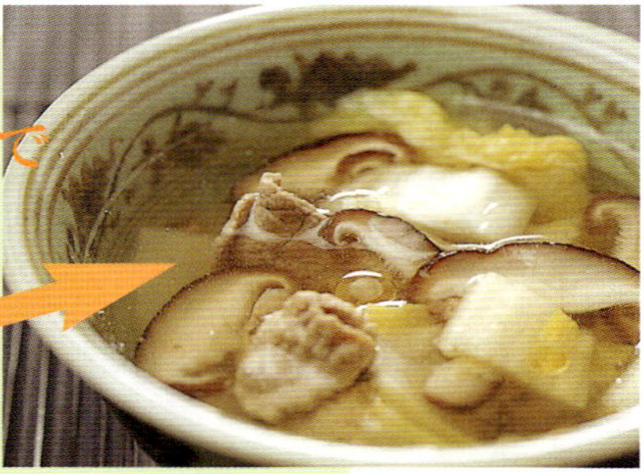

83kcal　たんぱく質5.1g　塩分1.2g

白菜漬けと豚肉のスープ

【材料（1人分）と作り方】

❶白菜漬け30gは洗ってかたく絞り、細かく刻む。

❷豚薄切り肉（ももなど）20gは一口大に切る。生しいたけ１枚はせん切りにする。

❸水1カップに顆粒とりがらだし小さじ½弱を加えて煮立て、②を加えて火を通す。①を加え、煮立ったら塩、こしょう、ごま油各少量を加える。好みで酢を少量加えてもよい。

●漬け物（高菜漬け）で

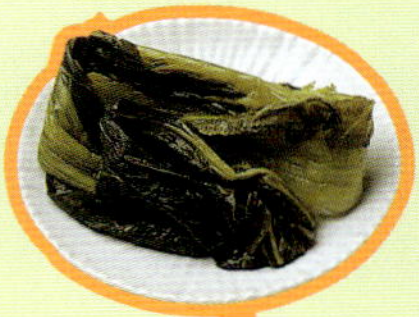

高菜漬け入りうどん

【材料（1人分）と作り方】

❶高菜漬け20gはたっぷりの水に10分つけて塩出しし、絞って細かく刻む。鶏ささ身１本は筋を除いてたたき刻む。ねぎ10㎝はみじん切りにする。

❷だしまたは水1½カップを煮立ててささ身を加えて混ぜ、火が通ったら高菜とめんつゆ（2倍濃縮のもの）大さじ1½を入れ、火を消してねぎを加える。

❸うどん１玉は熱湯に通して器に盛り、②をかける。

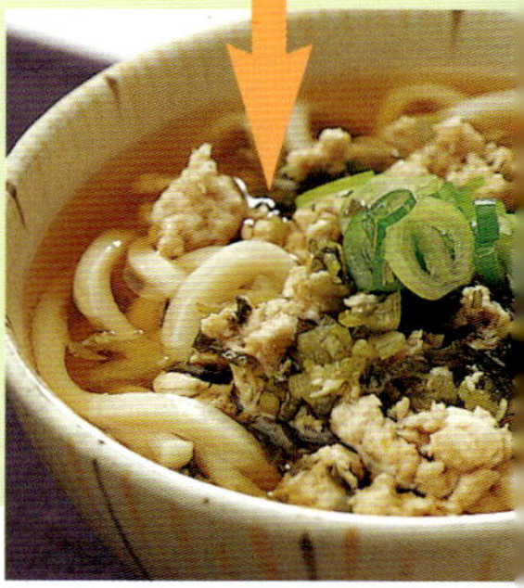

345kcal　たんぱく質19.6g　塩分3.

なすの肉みそ田楽

【材料（1人分）と作り方】

❶ 油小さじ1でねぎのみじん切り大さじ½、鶏ひき肉30 g の順にいため、練りみそ大さじ1を加えていため合わせ、しょうが汁少量を混ぜる。

❷なす1個は縦半分に切り、切り口に格子状に切り込みを入れ、油大さじ1を熱したフライパンで両面を焼く。

❸器になすを盛り、①をのせる。

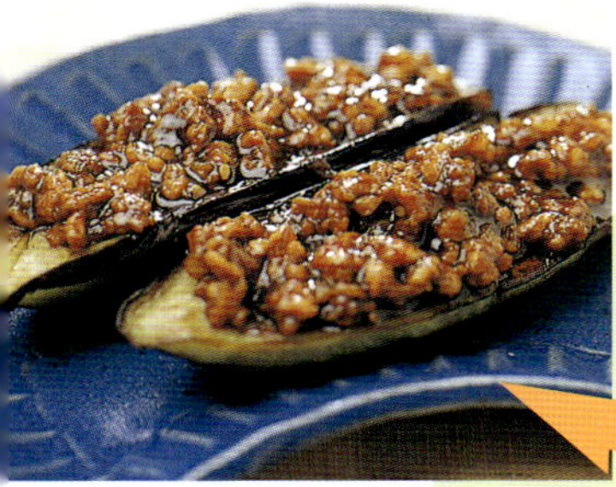

265kcal　たんぱく質8.7g　塩分0.7g

●練りみそ（田楽用みそなど）で

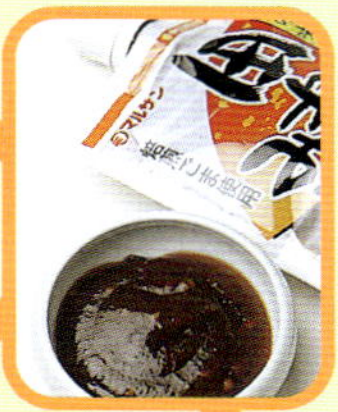

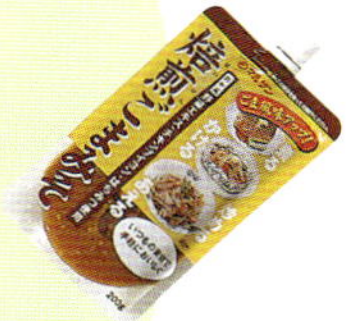

練りみそにもいろいろな種類があるので、適宜お試しを。

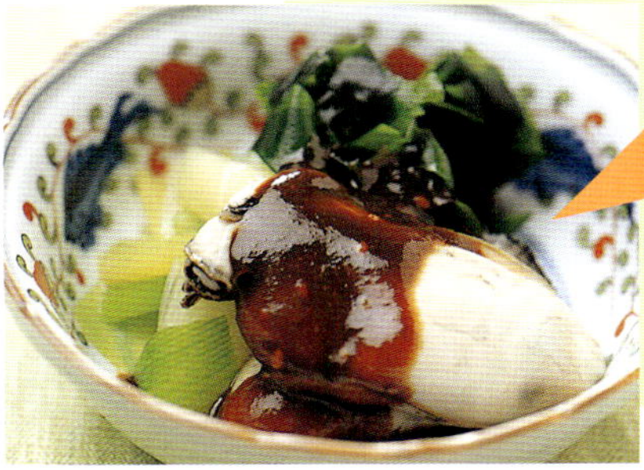

109kcal　たんぱく質6.5g　塩分 1.9g

カキのからし酢みそあえ

【材料（1人分）と作り方】

❶めんつゆ（つけづゆの濃さのもの）、酒、酢各小さじ1を合わせる。

❷カキ2～3個は熱湯でゆでて氷水にとり、水けをきり、①の⅓をかける。

❸わけぎ1本またはねぎ⅓本は沸騰湯でゆで、ざるに広げてさます。根元から葉先へと包丁の背でしごいてぬめりを除き、3㎝に切り、残りの①をかける。

❹もどしたわかめ20gは一口大に切る。

❺②～④を器に盛り、田楽みそ大さじ1に酢小さじ½と練りがらし少量を混ぜたものをかける。

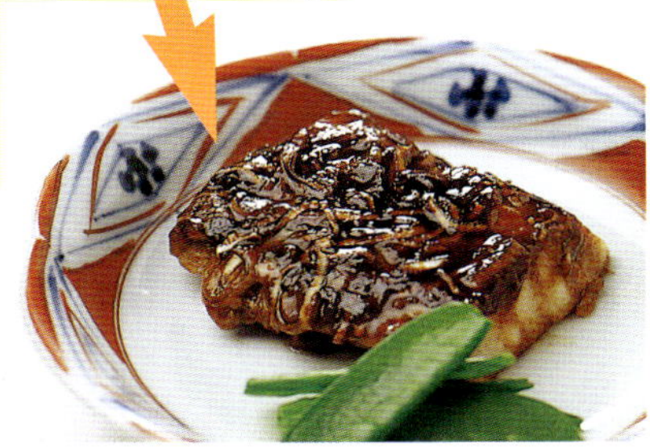

245kcal　たんぱく質18.3g　塩分 1.2g

カジキのねぎみそ焼き

【材料（1人分）と作り方】

❶カジキ1切れはしょうゆとみりん各小さじ½をかける。

❷田楽みそとマヨネーズ各大さじ1、ねぎのみじん切り5㎝分を混ぜ合わせる。

❸アルミ箔に魚をのせて②を塗り、上にもアルミ箔をかけ、オーブントースターで8分、アルミ箔をはずしてさらに5分焼く。

❹ゆでたさやえんどう5枚を添える。

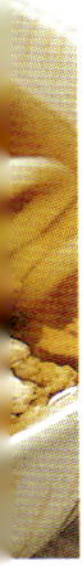

◆魚や肉の缶詰めで

ねぎ類やしょうがの香りで缶詰め特有のくせをおさえるのがポイント

イワシの蒲焼きと玉ねぎの卵とじ

【材料（1人分）と作り方】

❶浅なべに水¼カップ、イワシの蒲焼きの缶汁小さじ1、めんつゆ（つけづゆの濃さのもの）小さじ2を合わせ、玉ねぎ¼個を横薄切りにして入れ、2〜3分煮る。

❷イワシの蒲焼き40g（½缶分）を縦2つに切って加え、ゆでて切ったほうれん草20gを散らしてひと煮し、卵１個をといて流し入れ、ふたをして弱火で蒸らし煮にする。

●イワシの蒲焼き（缶詰め）で

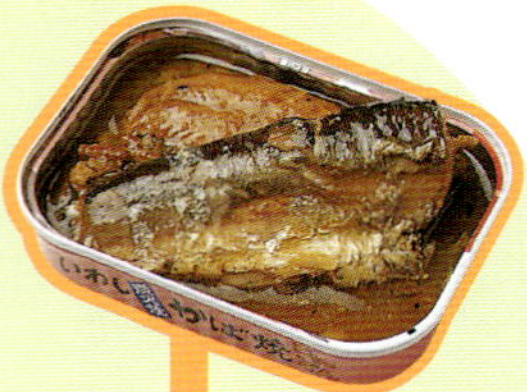

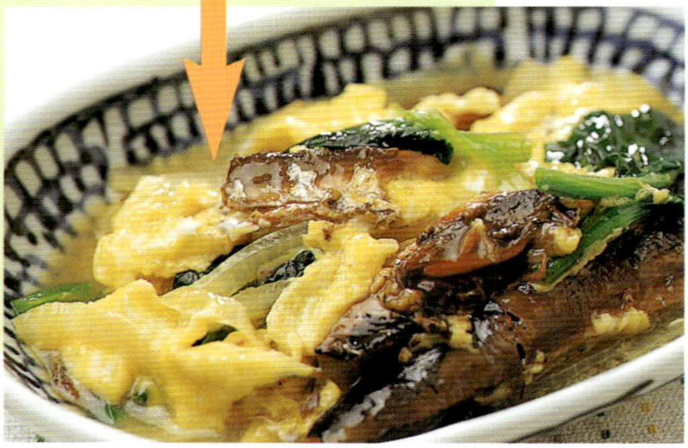

195kcal　たんぱく質17.3g　塩分1.0g

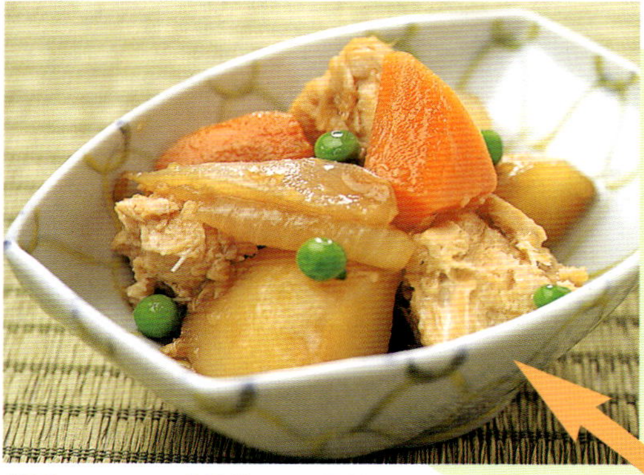

183kcal　たんぱく質12.2g　塩分2.2g

サケじゃが

【材料（1人分）と作り方】

❶じゃが芋⅔個は大きめの一口大に、にんじん20gは小さめの一口大に切り、玉ねぎ¼個はくし形に切る。

❷油大さじ½で①をいため、サケの水煮45g（¼缶）をあらくほぐして加え、水¼カップ、しょうゆ小さじ2強、砂糖とみりん各小さじ1強を加えてやわらかくなるまで煮、グリーンピース少量を加えてひと煮する。

●サケの水煮缶詰めで

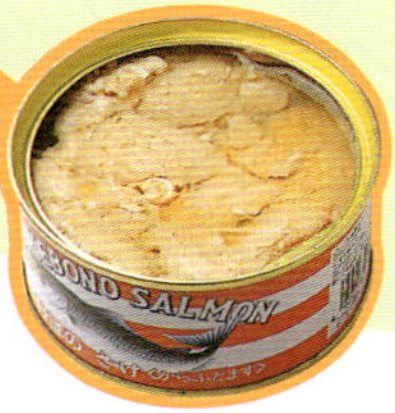

●ツナの油漬け(缶詰め)で

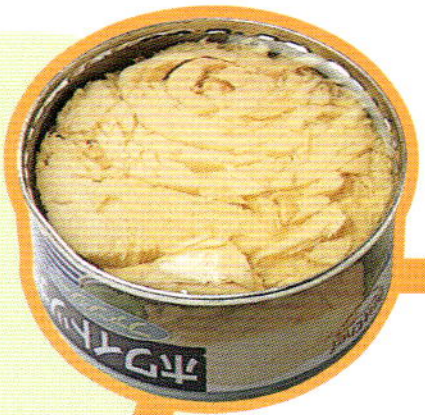

ツナと白菜のいため煮

【材料(1人分)と作り方】

❶白菜1枚はざく切りにする。

❷油小さじ1を熱して白菜の軸、葉の順に加えていため、ツナの油漬け40gをあらくほぐして加え、缶汁小さじ2と水¼カップを加えてふたをして4〜5分煮る。

❸しょうゆ小さじ⅓、塩少量、砂糖小さじ1を加え、白菜がしんなりするまで煮、仕上げにしょうが汁少量を加える。

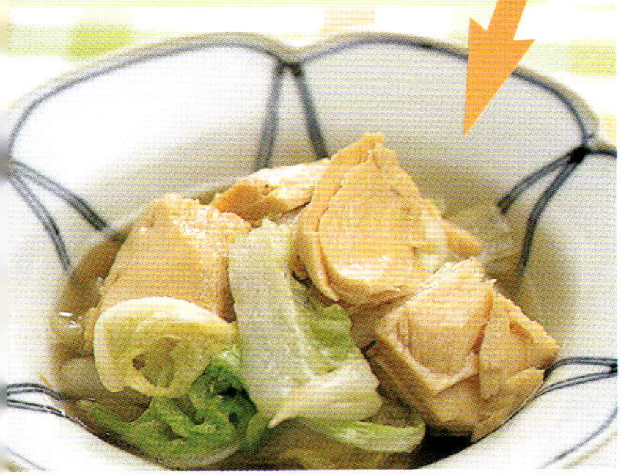

187kcal たんぱく質8.9g 塩分0.9g

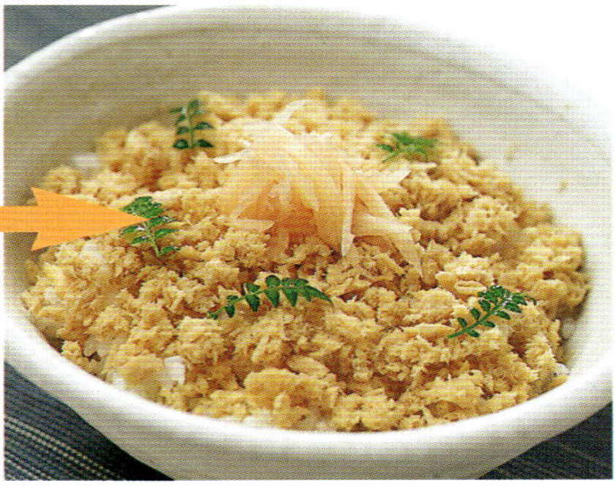

426kcal たんぱく質13.3g 塩分1.7g

ツナそぼろどんぶり

【材料(1人分)と作り方】

❶ツナの油漬け200gはなべに入れ、4本の菜箸で混ぜながら火にかけて汁けを飛ばし、しょうゆ、砂糖各大さじ½、酒大さじ2、しょうが汁少量を加えていりつける。

❷酢大さじ1、砂糖大さじ½、塩小さじ⅕を合わせ、温かいごはん150gにかけてすしめしを作る。

❸②を器に盛って①を大さじ4のせ、甘酢しょうがのせん切り適量をのせ、あれば木の芽を散らす。

＊残ったツナそぼろは冷凍し、オムレツやサラダに利用を。

●焼き鶏(缶詰め)で

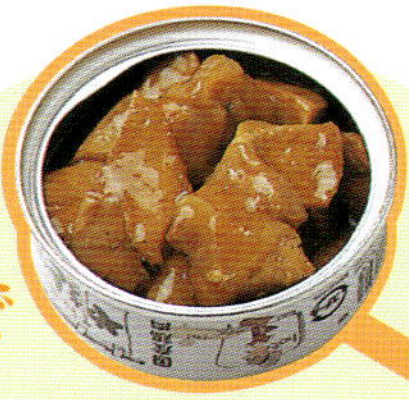

焼き鶏と油揚げの混ぜごはん

【材料(1人分)と作り方】

❶焼き鶏50g(½缶)は小さく切る。油揚げ¼枚は熱湯をかけて油抜きし、せん切りにしてしょうゆ少量をまぶす。ねぎとしょうが各少量はせん切りにする。

❷温かいごはん150gに酢少量、①、焼き鶏缶の汁小さじ1、青のり少量を加えて混ぜる。

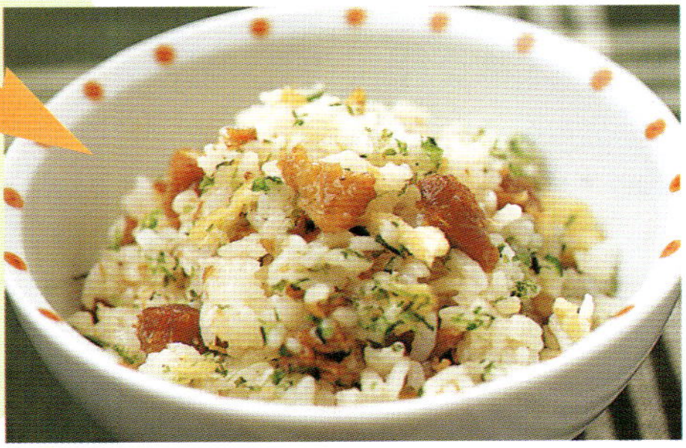

389kcal たんぱく質15.4g 塩分1.4g

◆レトルト合わせ調味料・ミートソース缶

香辛料のきいたソースは野菜の調味に使うと新鮮。

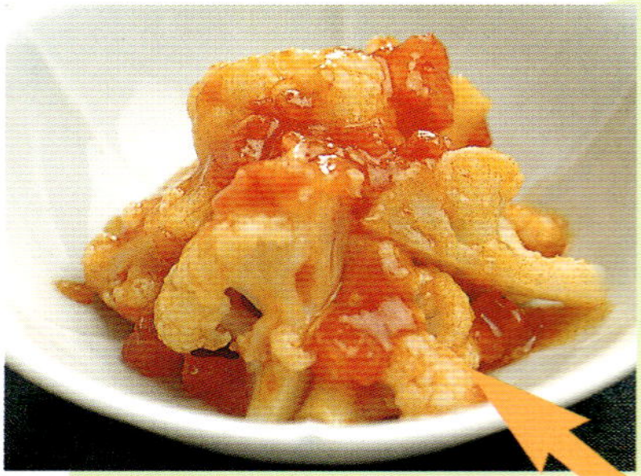

45kcal　たんぱく質2.5g　塩分1.1g

カリフラワーのチリ風味あえ

【材料（1人分）と作り方】

❶カリフラワー50gは小房に分け、塩入りの湯でやわらかくゆでて湯をきる。

❷エビチリソースの素大さじ1½にトマトのあらみじん切り30gを加えて混ぜ、①をあえる。

＊ゆでた鶏肉、生揚げ、ツナなどをいっしょにあえるとメインのおかずになる。

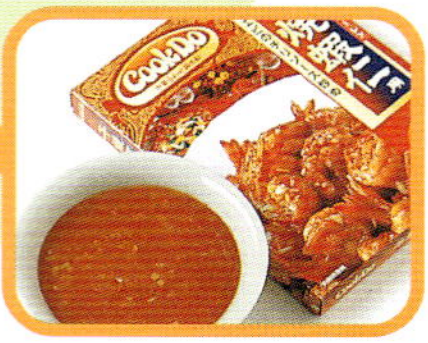

●エビチリソースの素（レトルトパウチ）で

●マーボー豆腐の素（レトルトパウチ）で

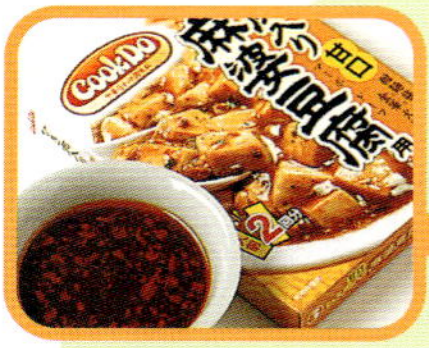

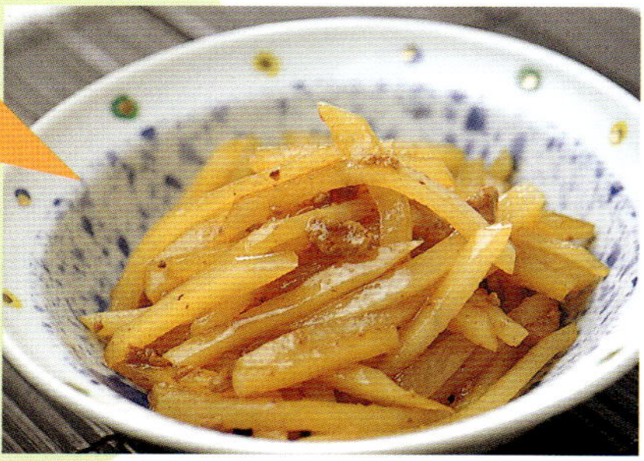

98kcal　たんぱく質1.6g　塩分0.7g

せん切りじゃが芋のマーボー煮

【材料（1人分）と作り方】

❶じゃが芋½個は太めのせん切りにして水で洗う。

❷油小さじ1で芋をよくいため、マーボー豆腐の素¼袋を加えて芋にからめながらいため上げる。いためすぎないほうが歯ごたえがよい。

＊細切りの豚肉やピーマンをいっしょにいためてもよい。

アサリのチャウダー

【材料（1人分）と作り方】

❶玉ねぎ¼個は7〜8㎜角に切り、油小さじ1で焦がさないようにいため、コーンクリームスープの素1袋（1人分）をふり入れ、湯1カップを加えてよくとき混ぜる。

❷煮立ったらアサリの水煮（缶詰め）20gを加えてひと煮し、味を見てうすければ塩でととのえ、器に盛ってパセリをふる。

●コーンクリームスープの素（粉末）で

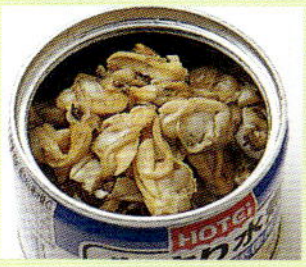

アサリの水煮缶も使って。

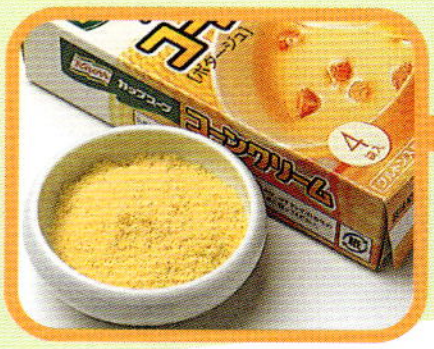

コーンスープの素で

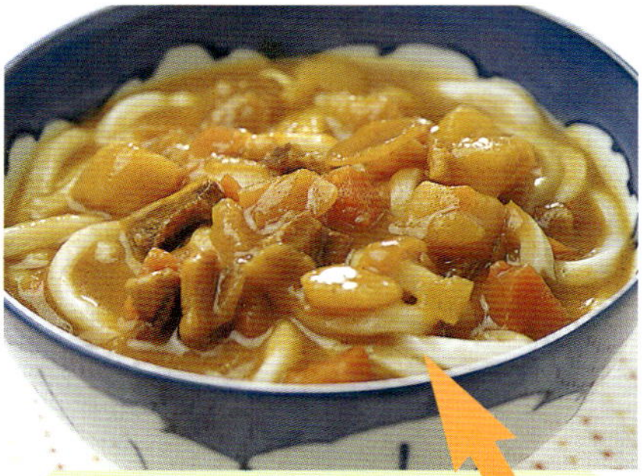

462kcal　たんぱく質12.5g　塩分4.0g
※汁を⅓量残すと塩分は約3gになる。

●レトルトカレーで

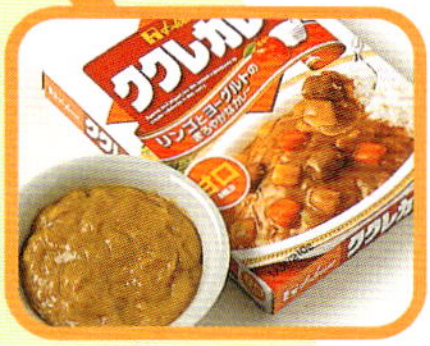

カレーうどん

【材料（1人分）と作り方】

❶レトルトカレー1袋はなべにあけ、水1½カップと顆粒だしの素小さじ½を混ぜて温め、めんつゆ（つけづゆの濃さのもの）小さじ1を加える。

❷ゆでうどん1玉は熱湯に通し、湯をきって器に入れ、①をそそぐ。

＊あれば肉やゆで卵、青味野菜などを具に加えるとよい。

なすのミートソースグラタン

【材料（1人分）と作り方】

❶なす1個は7〜8mm厚さの輪切りにして塩、こしょう各少量をふり、10〜20分おく。

❷油大さじ½で玉ねぎ¼個のみじん切りを色づくまでいため、とり出す。

❸油大さじ½を足し、なすに小麦粉を薄くまぶして並べ、両面を焼きつける。

❹耐熱性の器になすを並べて②をのせ、ミートソース大さじ3をかけ、とけるタイプのスライスチーズ1枚をちぎってのせる。オーブントースターでチーズがとろけるまで焼き、パセリをふる。

●ミートソース（缶詰め）で

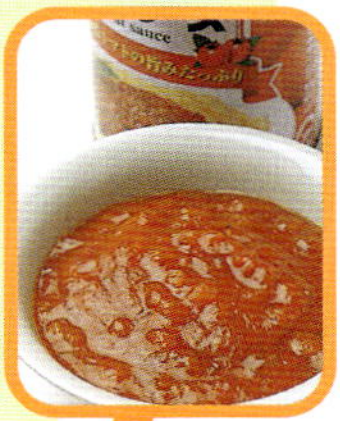

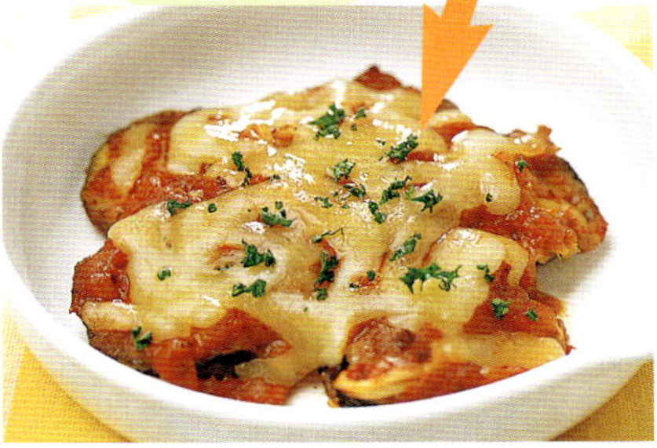

258kcal　たんぱく質7.2g　塩分1.4g

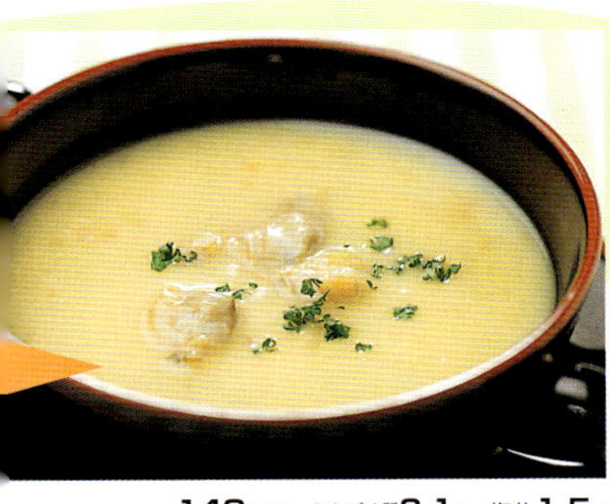

148kcal　たんぱく質3.1g　塩分1.5g

▼おなじみ料理・1人分の調味の割合早見表

料理名	掲載ページ	元になる食材	調味料
すしめし	17	ごはん150g	酢大さじ1　砂糖大さじ½　塩0.5g
かけうどん	21	ゆでうどん1玉	しょうゆ小さじ2　みりん小さじ2　だし1カップ
茶碗蒸し	38	卵½個　だし⅓カップ強～½カップ	塩0.6g　しょうゆ少量
煮魚	41	魚1切れ（70～80g）	しょうゆ大さじ½弱　砂糖大さじ½ 酒大さじ2　水⅓カップ強
サバのみそ煮	43	サバ1切れ（70～80g）	みそ大さじ½　砂糖小さじ2　酒大さじ1 水⅓カップ強
魚の照り焼き	42	魚1切れ（70～80g）	しょうゆ・酒・みりん各大さじ½
酢豚	51	豚肉50g じゃが芋＋野菜で70g	しょうゆ・トマトケチャップ各小さじ2 砂糖大さじ1　酢大さじ½ スープまたは湯大さじ3 かたくり粉小さじ½
肉豆腐	51	肉40g　豆腐70g　ねぎ20g	しょうゆ小さじ2　砂糖大さじ½　酒大さじ1
鶏肉のなべ照り焼き	52	鶏肉80g	しょうゆ・砂糖各小さじ1⅓　酒大さじ1
親子どんぶり	53	鶏肉40g　玉ねぎ50g 卵1個　ごはん150g	しょうゆ大さじ½　砂糖・酒各小さじ1 だし大さじ3
肉じゃが	67	牛肉30g　じゃが芋70g にんじん20g　玉ねぎ30g	しょうゆ小さじ1　塩0.5g　砂糖小さじ2強 だしまたは水½カップ
ごまあえ	17	青菜60g	すりごま大さじ1 砂糖・しょうゆ各小さじ½強　だし大さじ1
ごま酢あえ	73	野菜60～70g	すり白ごま・酢・だし各小さじ1 しょうゆ・砂糖各小さじ½
ひじきの煮物	91	ひじき（もどして）50～60g にんじん20g　油揚げ¼枚	しょうゆ小さじ1　砂糖大さじ½　酒大さじ1 だし½カップ
かぼちゃの甘煮	27	かぼちゃ100g	砂糖大さじ½強　しょうゆ小さじ½ 水½～¾カップ

食事作りの衛生、ここが肝心

食中毒予防のキーワードは、「清潔」「迅速」「保冷または加熱」です。
ポイントをあげておきましょう。

◆調理する人の心得

●食事作りをするときは、髪を束ねるか三角巾などでおおうことを忘れずに。老眼などで視力が落ちている場合は、髪の毛などが料理に混ざってもわからないことがあるので、めがねでのチェックもたいせつです。アクセサリー、香水や匂いの強い化粧品は慎みましょう。

●爪は常に短くし、調理の前はせっけんでていねいに手洗いをしましょう。

●手指の傷、鼻やのどの粘膜には、熱に強い黄色ブドウ球菌がうようよしています。調理中に顔などをさわらない、かぜぎみのときはマスクをする、おにぎりを握ったりするときはラップを仲介にする、などの点も気をつけましょう。

◆まな板の手入れ

●生の魚や肉を切ったまな板や包丁は、そのつど必ず洗剤でよく洗います。洗い方が悪いと、その後に切ったものに細菌や寄生虫の卵が移り、増殖して食中毒を起こすこともあります。まな板は、できれば魚・肉用と野菜用とに、面の使い分けをしましょう。

●野菜も、付着した土などに病原菌がついていることがあります。やはり切ったあとは洗剤で洗う習慣をつけたいものです。

●調理後のまな板は熱湯をかけ、日光消毒を心がけます。ときには、漂白剤溶液に5分以上浸してからよく洗い、日に干します。

◆ふきんやスポンジの手入れ

●ふきんは使ったあと洗剤でよく洗い、できれば熱湯で４～５分煮沸してそのままさまし、よく絞って干します。よく、ふきんかけにかけたままのものを何日も使っているケースを見かけますが、調理のつど洗って干すのが、病原菌増殖を防ぐ大原則です。

●スポンジやたわしは、ぬれたままにしておくと細菌の巣に。使用後はよく洗い、水けをしっかりきっておきます。

●ときどきは時間を見つけて、ふきん、菜箸、スポンジ類なども漂白剤につけて滅菌し、よく洗って干しましょう。

◆調理の際の注意

●生の魚介や肉、調理する人間などに付着している細菌は、一定量以上に増殖すると、細菌自体や細菌の生み出す毒素によって、食中毒作用を引き起こします。食中毒を起こさないための最も基本的な原則は、「菌を増殖させない」こと。すなわち、新鮮な素材を使い、よく洗浄や加熱をし、調理したものはできるだけ早く食べていただくことです。

●残り物は早めに冷蔵や冷凍をし、食べるときに充分な再加熱をします。カレーやシチューのように濃度のあるものは、軽く煮立てるくらいでは逆にウエルシュ菌などを増殖させてしまいます。よくかき混ぜながらしっかり加熱することが肝心です。

介護の姿勢、心を忘れずに

杉橋啓子 神奈川福祉栄養開発研究所開発部長

高齢者は 3 日で相手を見抜く

●ある高齢者施設で、利用者の方に、どういうヘルパーを好むかというアンケートをとったところ、「だれにも公平で穏やかな人」「用事をすぐやってくれる人」「話をよく聞き、親身になって考えてくれる人」「約束を守る人」などが上位を占めました。

●逆に望ましくないヘルパーは「好ききらいが激しく、人を差別する人」「陰口をいう人」「言葉や態度が投げやりな人」「なんでも人のせいにする人」「注意を謙虚に受け止めず、自分への非難ととらえてしまう人」などでした。

●早く終えて帰りたい…と思っているヘルパーの気持ちは、隠そうとしても表情や態度の端々からうかがえてしまうのだそうです。

●ヘルパーが高齢者の人となりを見抜くのには 3 年かかり、人生経験の豊富な高齢者がヘルパーの人間性を見抜くには、3 日とかからないといいます。これはたとえですが、高齢者は自分の命をゆだねなくてはならない相手を、真剣に観察している、ということです。認知症の方もそれは同じです。介護の仕事は、人間性を問われる仕事だということを、いつも忘れずにいたいものです。

あたたかいハートとさめた理性を

●相手に対して、常にあたたかい気持ちで接することはもちろんたいせつですが、やりすぎると逆に相手の気持ちに負担をかけます。また、なんでも相手の言いなりになるのも、その人の自立をさまたげます。その人の生き方に添って援助します。

●相手が本当に望んでいることを察知し、また、その人の持てる力を引き出すことができるように、ほどほどの距離でサポートをする姿勢が大事です。

言葉でつけた傷は治らない

●相手の体や動作のことなど、軽い気持ちで冗談めかして言ったひとことで、相手の方がプライドを深く傷つけられ、その後、心を閉ざしてしまうこともあります。

●食事中に「早くしてね」とせかしたり、「食べないとご家族に言いつけますよ」などとおどしたり、命令調や詰問調の言動も慎むべきことです。

●耳の遠い人、話しかけても無表情な人、認知症の人など、一見人の話を理解していないようでいながら、心ではヘルパーの言葉や気持ちをしっかり受けとめています。

●「刃物でつけた傷は治っても、言葉でつけた傷は治らない」とよく言われます。介護しているつもりで傷を負わせてしまうことのないように、気をつけたいですね。

ホームヘルパー座談会

知恵とハートで食事作り奮戦中！

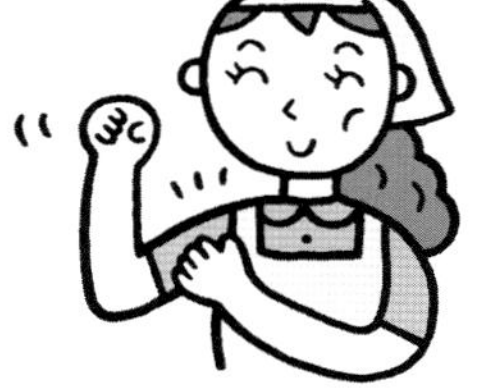

**在宅介護に携わるホームヘルパー11人に、
食事作りを通して感じることを話し合ってもらいました。**

＊参加者は、「介護食士３級認定講習」（香川栄養専門学校公開講座・全国調理職業訓練協会認定資格）の受講者です。名前はいずれも仮名としました。

時間、材料限定…苦心もいろいろ

――在宅の方の食事作り、苦労される点はありますか。

堀米　みなさん同じだと思いますが、だいたい食事に使えるのが片づけを含めて１時間くらいです。その中で献立を作ることは、時間との勝負ですね。料理も、冷蔵庫にあるもので変化に富んだものを作らなくてはならない。私が50数年、主婦としてやってきたなかでの知識ぜんぶを引っ張り出しても、間に合わないくらいです。

佐川　材料も限られていることが多いですね。よくあるものといったら、じゃが芋、玉ねぎ、大根くらい…。

金本　長いこと、買ってきたお総菜だけで食事をすませてきた方たちもおられて、お米だけはあるけれど、それ以外の材料はなにもないというケースもありますね。

古田　とくに１人暮らしの方は、材料が偏りますね。野菜は、少量ずついろいろな種類を買っていただけるといいのですが、カットして売られているものは抵抗があるようで、白菜なども丸ごと１個買ってある。お気持ちはわかるんですが…。その切り替えがやはり70年、80年と生きてきた方にはむずかしいな、と。

吉川　ある方のお宅では、ご家族が、ほとんどの食材を小分けにして冷凍にしているので、旬の食材やなま物が使えない制約がありました。野菜もキャベツばかりが続いたりとか。それに、古い食材から先に使うようにとステーションから言われていることもあるので、なかなか苦労が多いんです。でも、限られたなかで彩りをくふうしたりして、「これはどうやって作ったの？」とほめていただけたときは、うれしかったですね。

野田　私は苦労というのはあまりなくて、むしろ、限られた材料でなにを作ろうかと考えるのが楽しみでした。心がけたのは、材料のむだがないように、ということかな。カキフライを作った衣の卵が余ったので、茶碗蒸しを作ったら、とても喜ばれました。

――ヘルパーどうしの連絡はよくされているのですか。

堀米　連絡ノートを作って、そこにお好みでないもの、食べられないものなどを書き入れています。ヘルパーが何人も入っていると、お互いの連絡がないとうまくいきませんので。

佐川　そう、作ったものには必ずラベルを貼っておきます。いつまでも貼ってあるものは、ずっと食べないものだと判断します。

金本　週に１～２回、同じ家に伺うのですが、自分が買い物に行ったときは、乾物類をなるべく買って、使い回しをしています。たとえば身欠きニシンがあったら、酒で煮ておいて、次に自分が行ったときに使うんです。あとは、やはりヘルパーどうしの連絡として、「これを早めに使ってください」といったメモを冷蔵庫に貼ったりしています。

堀米　ただ、基本的には「食べきり」が原則ですね。そうしないと、いつも残り物ばかりということになってしまいますから。

困ったときはアイディアしだい

――調味料などもないことが多いのですか。

井山　洋風の材料はないことが多いです。奥さんが半身マヒのご夫妻の食事を担当したことがあります。煮物など和風料理はご主人が作れるので「普段作れない洋風のものを」という注文があったのですが、洋風の食材や調味料がほとんどないのです。あってもオリーブ油とバターくらい。経済的な事情もあったので、苦心しました。

菊岡　男性の家だと、だしの材料や香辛料もないことが多いですね。だしの素も「中華だし」はまずないですね。でも、必要だとはなかなか言えません。仕方がないので、だしがないときは、キャベツ、大根、白菜、干ししいたけなど、ありとあらゆる食材を入れて煮出しますが、けっこういい味が出ますよ。

古田　１人暮らしの方のお宅でだしを１人分とるのはちょっとむずかしいことが多いので、煮物などは、めんつゆを利用します。めんつゆを利用する人は多いようですね。

清本　以前、こんぶがなかったので、あられに入っていたこんぶを使ったことがあります(笑)。削りガツオといっしょに水に入れて電子レンジでチンするの。あっという間にできて、結構いけるんですよ。あと、冷蔵庫に眠っている調味料を使って一味変わったソースやドレッシングを作ることもあります。ウナギのたれにケチャップを混ぜると、焼肉のたれみたいになるんです。

吉川　ゆかりのふりかけも調味料がわりになりますね。キャベツをあえたら好評でした。

――調理器具はどうですか。

堀米　調理器具も少ないお宅が多いですね。なべとフライパン１つずつと、あって蒸し器くらい。コンロも１口か２口。電子レンジは備えてあるお宅が多いです。

古田　なべも大きすぎる場合がありますね。大家族で生活していらしたころのままのね。けれど１人分の調理には、直径14cmくらいのなべと小さいフライパンが２つずつあるとありがたい。でも、わざわざ準備してはいただけませんから、そういうセットが介護用に行政などからプレゼントしてもらえるといいと思います。

金本　ほんとですね。紙オムツも大事かもしれないけれど、不要になって山ほど積んであるのに、「１回断ると、もうくれないから」と、もらい続けているお宅もあります。それより、なべ釜のほうがずっとむだになりません。選択式でもいいと思うんです。

作りたてがいちばんのごちそう

——どんな料理が喜ばれますか。

井山　短時間でできて、ひとくふうしたものが喜ばれますね。たとえば肉料理でも、ふだんと違ったごまだれにするとか…。

野田　以前担当していた方は、85歳以上の方がほとんどでしたが、煮物よりもグラタン、エビフライ、カキフライなどが好き、という方が多かったですね。皆さんお元気で。

清本　お元気な方はたいていお肉を好まれますね。

菊岡　高齢者のご自宅にある食材は、和食向きのものが多いので、どうしても煮物などが

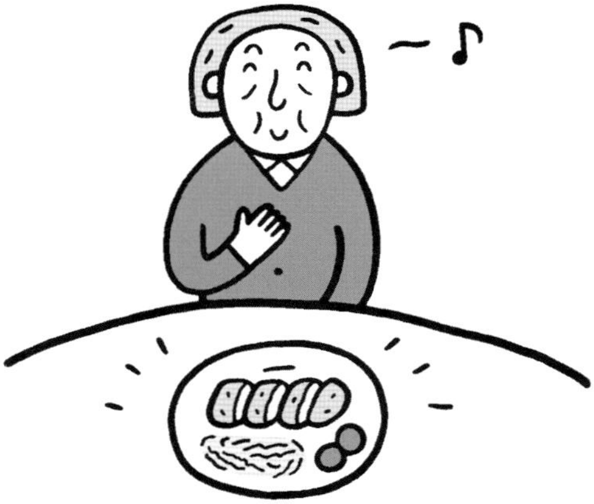

中心になります。そのせいか、豚カツのような肉料理を食べたいとおっしゃる方もいて、たまに出すと喜ばれますね。お好きなものはどんどん召し上がる。

佐川　私も以前、奥様が入院された家に伺ったときに、ご主人が「豚カツが食べたい」とおっしゃるので、作ってさしあげたらとても喜ばれたんです。「ヘルパーさんに作ってもらう料理は煮物が多いけれど、ぼくは洋風のほうがいいんだよ」と。

内山　高齢者の好みは決めつけてはだめですね。ケチャップがきらいとおっしゃっても、ソースはお使いになりますし。

吉川　88歳の１人暮らしの女性が、あるとき「揚げ物を長いこと食べていない」とおっしゃるんです。配食サービスは中国風のメニューが多かったらしくて。そこで、天ぷらを少し作ったら、すごく喜ばれました。揚げたてはなかなか食べられない、とおっしゃって…。茶わん蒸しも、蒸したてはおいしいね、と言われます。「作りたて」が、すなわちごちそう

なんですね。もう１つ、好評なのは、りんごのコンポートです。真っ先に召し上がる方もいるくらい（笑)。少し多めに作って、冷蔵庫に入れてあげたこともあります。

会話や食卓の演出もたいせつ

菊岡　「どういう味つけにしましょうか？」と聞いたときに「世間一般の味つけでいいよ」って（笑)。これは、すごく困りますね。結局、その方がどんなものを食べてこられたか、なにがお好きかを伺うことがいちばんですね。

橋本　私も切り方とか、「これでいいですか？」って聞きます。その家のやり方があるので、やはりそれを伺って作るのが基本ですね。

吉川　「年寄りだからと、なんでも細かくやわらかくしないでほしい」という注意を初めにいただいたこともあります。歯ごたえもたいせつですね。

井山　あるお宅では、必ずご希望を聞いて作るのが原則だったのですが、そのうちにおまかせコースになってしまいました（笑)。でも月１回くらいはご希望を聞くと、たいていカレーなんです。なので、あとの３回は、なるべく違うものをと考えて作りました。

金本　毎日ヘルパーが交代で入っているのであれば、何曜日は鉄火丼とか、具だくさんのお汁とか、お好みのメニューをだいたい決めておくのもいいかもしれませんね。利用者さんもそれを楽しみにされている場合も案外多かったりします。

野田　料理だけではなく、食卓の雰囲気もちょっとくふうすると喜ばれますよ。花を添えたり、たまにはフォークとナイフを置いてみたり、演出にも気を使うと、楽しみにしていただけます。

古田　ほんとですね。前に、独居の男性のお宅で、食器は少ないのですが、たまたまガラスのすてきな器があったんです。ご本人が高血圧ぎみで、食欲がなくてあまり食べられない、という方でね。夏だったので、卵焼きとちょっとした煮物と青菜とを、彩りよく、ほ

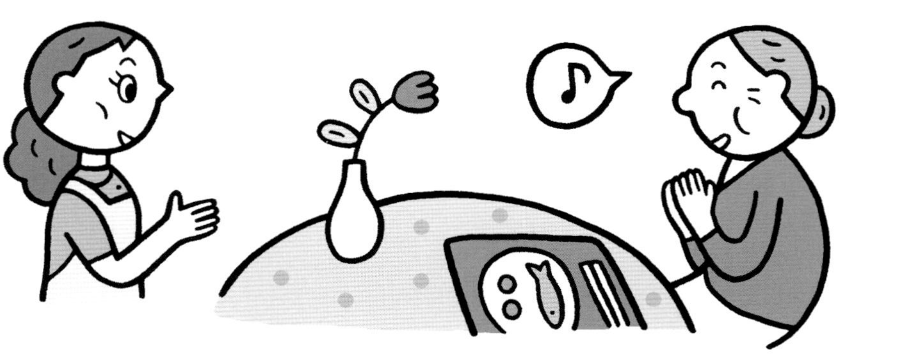

んの１口ずつ懐石料理みたいに盛ってお出ししてみました。そうしたら、オードブルみたいだって、すごく喜ばれた。

金本　私も以前、盛りつけに少しくふうして、「今日はレストランよ！」という気持ちでやってみたんです。そうしたら、料理はあまりお好みのものではなかったんですが、喜んでくださいました。外食している気分になるんですね。近所のスーパーに買い物に行くにも、「ちょっと三越まで」なんてね（笑）。会話ひとつで、お互いの気持ちが弾む。

橋本　ヘルパーは女優になれ、って教わったことがあります（笑）。

食べる意欲を引き出す介護システムが必要

――食べられない方に対してのご苦労は？

清本　高齢の親と長年暮らしてきたので、その例でお話ししたいと思います。年をとってくると、すぐにおなかがいっぱいになってしまうので、１つの器に２つの料理を入れるようにしていました。たとえば煮物と煮びたしを一緒に盛り合わせると、どちらかを残すということが少ないのです。

また、80歳を過ぎると、生ものはなかなか消化できないことが、便を見るとわかります。それで、なんでもよくたたいて煮込んで、やわらかくしていました。食が細ってくると、うどんも刻んで大根おろしでとろみをつけて、みぞれうどんにしたりしました。そうすると普通の人でも食べやすいんです。

佐川　以前担当した93歳の方の場合は、娘さんたちがお昼をすぐ食べられるようにとおかゆを炊いておいてくださるのですが、できあいのおかずが用意してあって、それをおかゆに全部混ぜてしまっていいと言うんです。もう少し時間があれば、なにか作ってあげられるのに、と心残りでした。

内山　私の担当していた方は認知症で精神安定剤を処方され、その副作用で腸が動かなくなって緊急入院してしまったんです。なじみのない人や場所への不安、不信によるストレスで、食事拒否になり、点滴する日が続きました。口から食べないと栄養にならないと思ったので、医者や栄養士さんと相談して、毎日食事介助に行くことを許可してもらいました。そうしたら、召し上がるんです。マグロの刺し身が食べたいとおっしゃるので、細かく刻んで出したら、「お刺し身だね！」って目を輝かせて、あっという間に１人でたいらげてしまった。

でも、病院の中を見ていると、職員は忙しくて１人１人の食事などかまっていられないという現実もある。お年寄りの食事は、１時間くらいかかることもあるのですが、下膳の時間になると「あ、食べないのね」って片づけてしまうんです。だから、いつまでもドロドロベタベタの食事が続き、点滴ははずれず、そして食欲も落ちていく。医療機関の患者の見方と、患者側の立場との間に、大きな隔たりがあると思いました。

食の大切さをみんなが理解しあえる社会に

——食事制限のある方の場合はどうですか。

橋本　血糖値の高い方で、ご自分で、ギョーザやコロッケなどエネルギーの高いものを買ってきてしまうんです。いくら言ってもダメ。おやつも「食べてない」というけれど、ゴミ箱を見ると、チョコの包装紙が捨ててある(笑)。ずっとそばにいるわけにはいきませんから、管理がむずかしいと思いました。

菊岡　私がいちばん困ったのは、糖尿病から腎臓病を併発された方です。たんぱく質や塩分などの食事制限があり、使う食材も限られるうえに、ご本人も、「禁じられているものは極力とりたくない。味つけもしないでくれ」とおっしゃる。使えるのは、こしょうと治療用の特殊調味料くらいでした。野菜もカリウムを減らすために、ゆでたり水にさらしたりして、食事療法はたいへんだと実感しました。

井山　私も同じ経験があります。やはり腎臓病の方で、栄養士さんから食材の制限を受けていて、ご本人もずいぶん気をつかっていらっしゃる。野菜類も「ある程度は使用可能」と指導されているのですが、ご本人が食べてはいけないとおっしゃるのです。

一方では、高血圧で心臓が弱っておられるのに、豚かつや天ぷらなどの油っぽいものがお好きな方もおられます。健康を考えるとよくないのですが、80歳すぎてあまり厳しくするのもかわいそうで…。悩むところです。

橋本　今伺っている方は、クモ膜下出血を患った女性ですが、もともと食事に無関心な方です。一応栄養は気にされているようなのですが、要望される食事がサラダとみそ汁くらいで、主食は市販のおにぎりやおすしです。たんぱく質不足の菜食主義のような感じです。でも、テレビの健康情報には敏感で、玉ねぎが血液をさらさらにするからと、タッパーにたくさん切って入れておいてと言われたり…なにかアンバランスですね。でもプライドの高い方で、ヘルパーの言うことなどは聞いてもらえません。

内山　ヘルパーの話は、受け入れてもらえませんね。私も以前ある方のご家族から、何の事情説明もなく「便の量が多いので食事の量を減らして」と言われたことがあるんです。「便の量と食事の量は無関係」と説明したのですが、いくら言っても「その根拠は何？」って聞き入れてくれない。医者に相談しても「そんなの、そっちで解決してよ」と最初から問題外の扱いです。間に入った私は困りはてました。もっと管理栄養士が介護サービスに積極的に加わった形でケアプランが確立していれば、ご本人やご家族にも理解されて、やりやすくなるのに、と思いました。

古田　介護されるご本人にもご家族にも、食事のたいせつさをもっと意識していただかないと…。そうしないと、医療費や介護保険料ばかり上がって大変なことになります。

橋本　ヘルパー自身も知識を得る場がほしいし、学ばないといけませんね。

——ありがとうございました。

ヘルパーインタビュー

家で食べていただくことの重さ

Kさんは、埼玉県内のケアステーションで主任ホームヘルパーとして働く50代女性です。食事作りという仕事から、どんなものがみえてくるのでしょうか。

――どうしてヘルパーになったのですか。

●3人の子育ても終わり、さぁ、これから人生どうしていこうかという時に、偶然この仕事に出会いました。まったくの専業主婦が外に出たことで、いろいろ驚きもありましたが、自分の技量で社会と関わるようになって視野が広くなり、年齢の重ね方を学ばせていただくことができたように思います。

――今は主任ですね。

●ヘルパー60名程のステーションで主任をしています。常勤ヘルパーは5名、登録の方が50名ほどいます。利用者さんは月だいたい90名くらいです。

今は2つ目の職場ですが、オーナーが「収益より、よい介護を」という人で、無理のない運営を行なっています。事務員や統括などの専任の管理員は置かず、オーナー含めて全員が現場を持っています。やはりデスクに座っているだけでは、ヘルパーの気持ちも利用者さんの気持ちもわからないし、チームワークもとりにくいですね。

――どれくらい、どのような仕事をされるのですか。

●食事だけではなく、家事、身体介護、なんでもやります。1日だいたい3～4件です。休日出勤や時間外もありますね。

調理について再勉強

――食事作りに関して、ご苦労はありますか

●私は、この仕事をするまでは決して料理が好きではなかったですし、むしろ負担でしてね。「またごはんを作る時間かぁ」という感じでね(笑)。でも、この仕事をする上で必要に迫られて「家庭料理技能検定」の資格をとり、「介護食士」の認定講習も受け、「食生活アドバイザー」の勉強もしました。あとは、やはり利用者さんに育てていただきましたね。

――それはどういうことですか？

●私は戦後生まれで、親から食糧難だとかの悲惨な食生活の話を聞いていましたから、私の世代の方がいい食生活をしていると思っていました。でも、多くの利用者さんに接して、今の高齢者は私たちよりずっといい食材を知り、確かな舌を持っておられることがわかり、学ぶことが多くありました。

それで、お金をいただくからにはこちらも勉強しなくては、ということで、本や雑誌もいろいろ買って、仕事に行くときにも持参して、大変役に立ちました。若いヘルパーにも基本料理の本などプレゼントしてるんですよ。

——今までの主婦の経験だけでは不足？

●利用者さんのお宅へ伺って「何になさいますか？」というと、たいてい「冷蔵庫にあるもので」とおっしゃいます。そういうとき、基本的な知識や応用力がないと、先輩方の舌を満たせないのです。たとえば乾物のもどし方や山菜の下ごしらえなど、人生の先輩である利用者さんにはあたりまえのことも、若いヘルパーだとまずわかりません。わからないと、ヘルパーへの信頼がなくなり、やがてみなさんあきらめてしまいます。

——ヘルパーの食事作りの知識などは、人によってかなり差があるようですね。

●食事の介助の技術はヘルパーの資格を取るときにも教わりますが、調理講習はまず受けません。私はヘルパー１級まで取りましたが、一度もそういう機会はありませんでした。栄養関係もごく初歩的なことしか教わりませんから、自分で学ぶしかないのです。私は家庭料理技能検定を受けたことでたいへん自信がつきました。だからみんなに４級（初級）だけでも受けるように勧めているんです。自ら学ぶことも大切ですが、多くのヘルパーが調理の基本や栄養知識をしっかり習得できる機会がもっとほしいですね。

食の大切さが理解されていない

——栄養面の知識があまりないヘルパーもいるわけですか。

●ヘルパーだけでなく、介護プランを立てるケアマネージャーにしても、また世の中全般も、食の大切さについて、認識が不足している気がしますね。

——たとえばどんなふうに？

●ケアマネさんも出身によって、得意分野があります。この間、独居の男性が退院されたときに、施設系のリハビリ担当出身のケアマネさんが入られたことがあります。利用者さんにとっては何年ぶりかのご帰宅ですから、まずご自宅に慣れるのが肝心です。部屋の温度からして病院とは違いますから、きちんと栄養管理をしながら、ゆっくり慣らしていくことが必要だと思います。でも、そのケアマネさんの立てたケアプランは、週に数回デイサービスに行ってリハビリをがんばりましょう、というものでした。その結果、その方はほどなく過労でまた病院へ…。「ヘルパーさんに来てもらって、家で食べてのんびりしていたい」というのが、その方の本音でした。

——ヘルパーは、なにも言えない？

●私どもはケアマネさんの作成したプランに従わなくてはなりません。朝、昼、晩、温かいごはんを食べさせてあげたいと思っても、介護保険で使えるお金の枠がありますから…。施設のほうにとられてしまうと、こちらを削るしかないのです。

——そういう例は、よくあるのですか。

●食事はやはり軽視されますね。「弁当だっていいじゃないの、コンビニで買ったもので間に合わせてください」という調子ですね。利用者さんの中には、配食弁当を前にして「私は白いごはんと納豆がいい…」とため息をつく方もおられるのですよ。

——それでは、生きる意欲や、自分を大事にする気持ちに響いてきそうですね。

●認知症の方でも私がごぼうを洗っていると横へきてこそげてくれたりとか、興味を示されます。食べること自体を忘れている方も、台所から何か匂ってくると「何やってんだい？」とおっしゃる。「ちょっと味みていただけます？」というと、その一口で食欲が刺激されたりするんです。きちんと召し上がると、目に力がもどり、顔色もぐんとよくなりますね。

——それくらい家で作って食べることは大事なのですね。

主体的な暮らしを応援したい

●在宅のいいところは、相手がわがままやこだわりを言えることです。だから私たちのステーションは、そういうことを言っていただけるようになろう、と話しているんです。

この間あるお宅でタラを煮たときに、その方は手先が不自由なので、汁がこぼれないようにと思って深いお皿に入れたんです。そうしたらすごく叱られましてね、このお皿は鯛のかぶと煮のような上等な魚を入れるお皿だと。こんなタラみたいな雑魚を入れるとは何事だ！と。「申し訳ありません!!」(笑)。

でもね、そういうことが大事なんです。そういうことを言って下さるのは、自分の暮らしをたいせつにされている方ですよ。それが在宅のよさですね。そこの主なんですもの。たとえ居住空間が一部屋であっても、そこにいらっしゃる方はやはり威厳がある。その方が入院されると、とても同じ人とは思えないですよ。生気がなくなって…。

——主体的に暮らすことが、生きる気力につながる。

●別の方の例ですが、がんの末期で抗がん剤も拒否されて退院された女性のお世話を始めてもう１年経ちます。私は食事作りのみで週２時間だけ入るのですが、２時間で１週間分の保存食を大車輪で作っています。ひじきや切り干し大根のような煮物やきんぴら、魚を焼いてほぐしたものなどを８～９品くらい用意しておくと、ご自分で温め直して、ごはんを炊いて召し上がるのです。その方が最近お医者さんに、病気も進行しておらず、コレステロール値などが今までにないほどいい状態だと言われたそうです。「そのとき、あなたの顔が浮かんだのよ」と言われたときは、とてもうれしかったですね。

——たいへんな経験もありますか。

●２年目に初めて台所に立たせて下さった方もいます。２年間たってようやく、「この人ならうちの包丁を持たしてやろう」という信頼をいただいた感じでした。台所というのは家庭のいちばん奥の奥ですから、そこを明け渡すことは大変なことなのですね。

ヘルパーの中には「できないのだから作ってあげる」という意識の人もいるようですが、多くの利用者の方にとって自分や家族が切り盛りしていた台所を他人に任せることは、どんなにせつないことでしょう。そのつらさを乗り越え、勇気をもって、私どもを受け入れてくださっているのです。そのことをよく理解する気持ちがなければ…。そうした気持ちで向き合って初めて、料理も、そのほかの介護も受け入れていただけると思うのです。

——これからもよい仕事をなさってください。

この本に登場する料理の栄養成分値

お手軽メニュー

	掲載ページ	エネルギー (kcal)	たんぱく質 (g)	脂質 (g)	炭水化物 (g)	カリウム (mg)	カルシウム (mg)	鉄 (mg)	レチノール当量 (ug)	ビタミンE (mg)	ビタミンB1 (mg)	ビタミンB2 (mg)	ビタミンC (mg)	コレステロール (mg)	食物繊維 (g)	塩分 (g)
■卵とトマトのいため物の献立																
卵とトマトのいため物	12	205	8.0	16.8	5.3	331	35	1.5	155	3.4	0.10	0.40	12	231	1.8	1.0
白菜のお浸しごま油風味	12	48	0.6	4.1	2.6	177	35	0.2	13	0.4	0.02	0.02	15	0	1.0	0.5
大根のみそ汁	12	35	2.0	0.6	5.8	321	38	0.6	13	0.2	0.04	0.04	11	0	1.6	1.3
菜飯	12	227	2.8	6.3	37.9	89	42	0.6	98	1.7	0.03	0.03	8	0	0.9	0.3
献立合計	12	515	13.5	27.9	51.6	918	149	2.9	278	5.7	0.19	0.50	46	231	5.4	3.1
■ポーチドエッグのおろし煮の献立																
ポーチドエッグのおろし煮	14	100	7.4	5.7	3.8	206	41	1.2	84	0.6	0.05	0.25	6	231	0.7	0.8
蒸しかぼちゃのバター風味	14	86	1.4	2.6	14.5	317	11	0.4	478	3.6	0.05	0.06	30	6	2.5	0.3
わかめと麩のみそ汁	14	45	3.5	0.7	6.4	209	25	0.6	16	0.2	0.03	0.05	2	0	1.0	1.4
ごはん	14	168	2.5	0.3	37.1	29	3	0.1	0	0.0	0.02	0.01	0	0	0.3	0.0
献立合計	14	399	14.7	9.4	61.8	761	81	2.3	578	4.4	0.15	0.37	37	237	4.4	2.5
■わかめとにんじんの卵とじの献立																
わかめとにんじんの卵とじ	15	115	8.0	5.8	8.2	450	70	1.3	581	0.8	0.08	0.32	6	231	1.9	1.7
リボンにんじんのサラダ	15	72	0.3	6.0	3.8	116	12	0.1	600	1.3	0.02	0.02	2	0	1.1	0.2
キャベツとわかめのみそ汁	15	33	2.4	0.7	5.6	302	45	0.6	20	0.2	0.04	0.06	22	0	1.7	1.4
ごはん	15	168	2.5	0.3	37.1	29	3	0.1	0	0.0	0.02	0.01	0	0	0.3	0.0
献立合計	15	389	13.2	12.8	54.7	897	130	2.1	1201	2.3	0.17	0.40	29	231	5.0	3.4
■サケちらしずしの献立																
サケちらしずし	16	350	13.9	3.8	62.5	275	56	0.9	62	0.7	0.12	0.14	5	24	1.5	1.5
ほうれん草のごまあえ	16	50	2.6	3.0	4.7	458	91	1.8	420	1.4	0.09	0.14	21	0	2.3	0.5
しいたけとほうれん草のしまし汁	16	14	1.7	0.2	2.3	346	21	0.7	210	0.6	0.06	0.10	12	0	1.2	1.1
献立合計	16	414	18.3	6.9	69.4	1079	168	3.3	692	2.7	0.27	0.38	38	24	5.0	3.1
■塩ザケとキャベツの蒸し煮の献立																
塩ザケとキャベツの蒸し煮	18	172	16.9	9.1	5.3	445	53	0.7	16	2.1	0.15	0.18	42	41	1.8	0.6
かぼちゃのごま酢あえ	18	97	2.3	2.6	16.7	310	65	0.8	396	3.2	0.07	0.07	26	0	2.7	0.5
じゃが芋のみそ汁	18	59	2.4	0.6	11.3	336	15	0.6	1	0.1	0.06	0.04	18	0	1.1	1.3
ごはん	18	168	2.5	0.3	37.1	29	3	0.1	0	0.0	0.02	0.01	0	0	0.3	0.0
献立合計	18	496	24.1	12.6	70.4	1120	135	2.1	413	5.4	0.30	0.30	85	41	5.9	2.3
■サケなべの献立																
サケなべ	19	137	19.2	3.2	9.4	960	110	1.7	249	1.6	0.23	0.43	29	42	3.9	2.3
しめじの当座煮	19	30	2.0	0.2	6.4	243	4	0.9	0	0.0	0.06	0.36	0	0	2.3	0.9
しょうがごはん	19	174	2.5	0.3	38.4	36	4	0.1	0	0.0	0.02	0.01	0	0	0.4	0.3
献立合計	19	341	23.8	3.7	54.2	1240	117	2.6	249	1.6	0.32	0.80	29	42	6.6	3.5
■豚肉とキャベツのみそいための献立																
豚肉とキャベツのみそいため	20	252	12.9	16.0	13.6	435	58	1.1	9	2.3	0.50	0.15	37	34	2.7	1.5
トマトのからしじょうゆあえ	20	22	1.0	0.2	4.7	189	8	0.3	72	0.7	0.04	0.03	12	0	0.8	0.8
ねぎうどん	20	259	6.8	0.8	52.3	217	30	0.7	2	0.2	0.07	0.07	3	1	2.3	2.5
献立合計	20	534	20.7	17.1	70.5	841	95	2.1	83	3.3	0.62	0.25	52	35	5.7	4.8
■牛肉と大根の煮物の献立																
牛肉と大根の煮物	22	136	9.6	4.1	14.5	413	29	0.9	1	0.2	0.06	0.11	12	27	1.4	1.8
リボンにんじんのバターいため煮	22	47	0.3	2.5	6.1	142	15	0.1	766	0.3	0.03	0.02	2	6	1.4	0.3
大根とまいたけのみそ汁	22	34	2.9	0.8	5.3	343	26	0.6	0	0.1	0.10	0.18	6	0	2.0	1.3
ごはん	22	168	2.5	0.3	37.1	29	3	0.1	0	0.0	0.02	0.01	0	0	0.3	0.0
献立合計	22	385	15.4	7.6	63.0	927	73	1.8	766	0.6	0.21	0.32	20	33	5.0	3.4
■鶏肉のポトフ風の献立																
鶏肉のポトフ風	23	152	9.9	7.3	12.3	484	59	0.6	626	0.4	0.10	0.14	40	50	3.3	1.1
つぶしポテトサラダ	23	240	2.3	15.6	23.2	518	17	0.6	454	3.7	0.12	0.05	37	12	2.3	0.8
トーストの牛乳かけ	23	179	6.6	3.8	29.5	103	50	0.4	12	0.4	0.05	0.07	0	4	1.4	0.8
献立合計	23	570	18.8	26.6	64.9	1105	127	1.6	1091	4.5	0.27	0.26	77	65	7.0	2.7
■牛乳豆腐なべの献立																
牛乳豆腐なべ	24	206	13.2	9.9	16.7	825	287	1.7	93	0.8	0.22	0.35	22	19	2.6	2.1
ピーマンのお浸し	24	22	2.5	0.2	3.0	114	7	0.4	31	0.4	0.02	0.03	34	5	1.0	0.3
梅おかかごはん	24	197	5.4	2.0	37.9	77	42	0.7	1	0.1	0.05	0.03	0	6	0.8	0.6
献立合計	24	426	21.1	12.1	57.7	1015	336	2.9	125	1.4	0.29	0.42	56	29	4.4	3.0
■豆腐と玉ねぎのステーキの献立																
豆腐と玉ねぎのステーキ	26	163	7.6	10.3	9.8	355	145	1.2	0	1.8	0.10	0.04	12	1	2.0	0.4

	掲載ページ	エネルギー (kcal)	たんぱく質 (g)	脂質 (g)	炭水化物 (g)	カリウム (mg)	カルシウム (mg)	鉄 (mg)	レチノール当量 (ug)	ビタミンE (mg)	ビタミンB1 (mg)	ビタミンB2 (mg)	ビタミンC (mg)	コレステロール (mg)	食物繊維 (g)	塩分 (g)
大根とにんじんのスープ煮	26	51	0.5	3.4	4.9	180	19	0.2	471	0.2	0.02	0.02	6	8	1.4	0.7
大根雑炊	26	208	4.7	1.0	43.8	364	37	0.6	300	0.2	0.06	0.05	7	0	2.0	1.5
献立合計	26	421	12.8	14.6	58.4	899	201	2.0	771	2.2	0.19	0.12	24	9	5.4	2.6
■あえ物風冷ややっこの献立																
あえ物風冷ややっこ	27	160	13.3	10.0	4.2	295	223	2.1	47	1.1	0.14	0.10	2	5	1.4	0.9
かぼちゃの甘煮	27	132	2.1	0.3	30.8	462	16	0.6	660	5.1	0.07	0.10	43	0	3.5	0.4
きゅうりの酢の物	27	8	0.3	0.0	1.8	53	7	0.1	14	0.1	0.01	0.01	4	0	0.3	0.2
ねぎのみそ汁	27	31	1.8	0.6	5.3	201	26	0.4	1	0.2	0.03	0.04	4	1	1.3	1.3
ごはん	27	168	2.5	0.3	37.1	29	3	0.1	0	0.0	0.02	0.01	0	0	0.3	0.0
献立合計	27	499	20.0	11.3	79.3	1040	274	3.3	721	6.5	0.27	0.25	53	6	6.8	2.8
■アジの干物とじゃが芋のかき揚げの献立																
アジの干物とじゃが芋のかき揚げ	28	254	9.1	12.5	24.9	330	51	0.5	15	2.1	0.10	0.12	13	27	1.1	0.1
じゃが芋とにんじんの煮物	28	88	0.7	6.0	7.8	159	12	0.1	450	1.3	0.03	0.03	1	0	0.8	0.6
即席小吸い物	28	10	0.8	0.6	1.0	36	16	0.2	46	0.1	0.01	0.03	2	0	0.5	1.0
ごはん	28	168	2.5	0.3	37.1	29	3	0.1	0	0.0	0.02	0.01	0	0	0.3	0.0
献立合計	28	581	14.4	19.5	84.8	882	84	1.3	511	3.5	0.23	0.21	45	28	3.8	1.6
■さつま揚げと玉ねぎの煮物の献立																
さつま揚げと玉ねぎの煮物	29	129	7.8	2.9	17.6	238	52	0.7	0	0.5	0.06	0.08	6	11	1.3	1.9
トマトのおろしあえ	29	43	0.8	0.2	10.1	357	28	0.3	54	0.5	0.05	0.02	20	0	1.9	0.4
玉ねぎのみそ汁	29	46	2.3	0.6	8.6	234	28	0.5	0	0.2	0.04	0.03	6	1	1.6	1.3
ごはん	29	168	2.5	0.3	37.1	29	3	0.1	0	0.0	0.02	0.01	0	0	0.3	0.0
献立合計	29	387	13.4	4.0	73.4	857	111	1.6	54	1.2	0.17	0.14	32	12	5.0	3.6

おなじみ素材の一品料理

■卵																
チーズ入りにら玉	38	196	10.7	15.7	1.6	234	137	1.3	302	2.7	0.06	0.33	6	243	0.8	0.9
空也蒸し	38	76	6.1	4.1	3.1	215	40	0.9	38	0.4	0.08	0.15	0	105	0.2	1.2
ツナのカニ玉風	39	279	11.3	22.5	6.1	208	36	1.3	84	3.8	0.07	0.28	1	240	0.2	1.5
わかめ入り卵焼き	39	105	7.0	7.2	2.3	149	38	1.1	99	0.9	0.04	0.26	2	231	0.4	0.9
■切り身魚																
切り身魚のトマト煮	40	264	17.6	16.3	10.9	653	27	0.5	99	4.3	0.32	0.09	21	55	1.9	0.7
切り身魚のホイル焼き	40	106	15.3	1.1	8.2	501	67	0.7	31	0.7	0.12	0.15	6	44	1.7	2.0
白身魚とごぼうの煮つけ	41	184	17.3	8.1	8.7	456	20	0.4	8	1.9	0.27	0.09	2	54	1.2	1.2
切り身魚と豆腐のちり蒸し	41	165	16.5	8.5	5.2	599	117	1.1	23	1.8	0.25	0.14	9	36	1.8	0.9
切り身魚の幽庵焼き	42	263	16.8	17.2	7.3	363	14	1.1	39	2.5	0.14	0.25	25	48	1.1	1.8
さばのみそ煮	43	193	16.7	9.6	8.3	280	16	1.2	18	0.8	0.12	0.22	0	48	0.5	1.4
カジキのみそ漬け焼き	43	165	22.0	2.1	13.7	445	25	0.9	8	1.2	0.10	0.09	6	42	1.3	1.4
■その他の魚																
イワシのしそフライ	44	305	14.8	21.7	11.0	287	64	1.7	109	3.6	0.08	0.31	30	108	1.7	0.9
シシャモのから揚げ	45	179	13.6	9.1	9.1	359	214	1.1	78	1.3	0.04	0.16	7	138	1.0	0.7
すり身魚の落とし焼き	45	220	11.6	15.1	9.2	459	65	1.4	352	2.0	0.10	0.27	5	33	2.3	0.9
■豚肉・牛肉																
チーズロールとんカツ	50	359	19.2	25.3	11.2	388	144	0.8	140	2.6	0.47	0.23	31	94	1.5	0.9
豚肉のみそくわ焼き	50	291	16.4	15.6	19.2	379	32	1.4	38	1.9	0.10	0.17	14	91	1.5	1.2
酢豚	51	278	13.6	12.5	29.1	715	18	0.9	259	1.2	0.47	0.27	35	31	3.8	2.6
肉豆腐	51	221	13.4	14.3	8.4	313	95	1.4	2	1.8	0.10	0.13	3	28	0.7	1.8
■鶏肉																
鶏ささ身となすのピカタ	52	243	17.8	16.9	3.1	351	103	0.8	75	2.9	0.09	0.23	4	145	1.0	0.6
鶏もも肉のなべ照り焼き	52	219	13.6	15.2	4.9	254	7	0.5	33	0.9	0.06	0.16	4	78	0.1	1.2
鶏肉と根菜のごまみそ煮	53	206	9.0	13.0	13.1	377	63	1.0	330	1.6	0.08	0.13	4	39	3.1	1.3
親子丼	53	417	20.8	6.8	64.4	426	50	1.5	92	0.8	0.12	0.32	6	260	1.4	1.6
■ひき肉																
肉団子のクリームシチュー	54	222	9.6	10.7	21.5	556	87	1.0	511	0.7	0.21	0.20	33	38	2.7	0.8
シンプルゆでギョーザ	54	150	8.1	4.2	18.3	197	15	0.7	92	0.6	0.19	0.10	3	19	1.1	0.8
二色丼	55	456	21.6	11.3	62.7	318	49	2.0	122	0.9	0.13	0.38	2	269	1.0	1.0
白菜と肉団子のスープ	55	85	5.1	3.8	5.9	152	20	0.4	8	0.2	0.17	0.07	7	19	0.5	1.4
■豆腐																
豆腐ハンバーグ	56	296	16.4	20.8	9.8	740	126	2.6	362	3.7	0.44	0.27	23	39	2.6	2.2
チャンプルー	57	255	15.2	18.1	6.0	396	111	1.6	366	2.1	0.30	0.27	22	186	1.6	2.3
豆腐の野菜あんかけ	57	139	7.7	8.3	7.5	299	129	1.1	156	1.4	0.10	0.07	2	0	1.2	1.0

	掲載ページ	エネルギー (kcal)	たんぱく質 (g)	脂質 (g)	炭水化物 (g)	カリウム (mg)	カルシウム (mg)	鉄 (mg)	レチノール当量 (ug)	ビタミンE (mg)	ビタミンB_1 (mg)	ビタミンB_2 (mg)	ビタミンC (mg)	コレステロール (mg)	食物繊維 (g)	塩分 (g)
■大豆・大豆製品																
凍り豆腐の卵とじ	58	177	8.2	11.1	11.9	386	82	1.5	606	2.4	0.08	0.31	5	105	2.5	1.3
生揚げと豚肉のみそいため	58	312	14.9	22.3	11.6	331	195	2.4	17	2.9	0.29	0.10	17	19	2.4	1.1
モロヘイヤの納豆あえ	59	74	6.8	3.2	5.6	386	97	1.2	510	2.6	0.10	0.24	20	0	3.5	0.6
ゆで大豆のおろしあえ	59	96	9.2	3.5	7.4	229	72	1.3	18	0.7	0.04	0.04	9	5	4.5	1.1
■じゃが芋																
せん切りじゃが芋の寄せ焼き	66	114	1.6	4.2	17.7	413	4	0.4	26	0.1	0.09	0.03	35	11	1.3	0.7
じゃが芋とコーンのミルク煮	66	225	6.3	8.4	31.6	635	121	0.6	72	0.2	0.15	0.21	37	23	3.0	1.0
肉じゃが	67	223	8.2	10.1	24.8	574	20	0.9	301	1.5	0.12	0.11	28	21	1.9	1.5
じゃが芋のなしもどき	67	50	1.3	0.1	11.6	272	6	0.3	52	0.1	0.06	0.04	20	0	1.1	1.0
■さつま芋・長芋・里芋																
長芋の甘煮	68	90	2.6	0.3	20.4	505	42	0.7	150	0.5	0.11	0.06	10	0	1.5	0.9
さつま芋ごはん	68	337	5.3	1.0	73.7	304	30	1.0	2	1.0	0.12	0.03	15	0	1.6	1.0
さつま芋のヨーグルトあえ	69	119	2.1	0.2	27.5	378	64	0.5	3	1.1	0.09	0.07	22	1	1.6	0.4
里芋と鶏肉の煮物	69	212	13.8	8.9	18.3	941	21	0.8	5	2.2	0.13	0.10	9	35	2.6	1.6
■大根・かぶ																
大根のすりごま煮	70	44	1.4	0.9	8.1	297	46	0.5	0	0.0	0.04	0.03	12	0	1.6	0.9
大根とりんごのせん切りサラダ	70	117	2.3	9.3	6.3	109	30	0.1	7	2.3	0.01	0.02	5	10	0.7	0.8
かぶと油揚げの当座煮	71	60	2.2	1.8	8.4	306	85	0.9	94	0.8	0.05	0.06	32	0	1.8	0.6
かぶとハムのスープ煮	71	99	4.4	6.9	5.2	345	72	0.8	94	1.5	0.16	0.08	42	8	1.8	0.9
■キャベツ・白菜																
キャベツとひき肉の重ね煮	72	147	10.8	7.8	8.3	408	50	0.9	22	0.5	0.36	0.14	43	38	2.1	1.3
白菜の甘酢いため	72	57	0.5	4.1	4.6	127	22	0.2	23	1.0	0.02	0.02	10	0	0.9	0.4
白菜ときのこの煮浸し	73	36	2.0	0.1	7.9	308	33	0.6	11	0.1	0.10	0.09	14	0	2.1	0.9
キャベツのごま酢あえ	73	39	1.6	1.7	5.3	155	61	0.5	17	0.2	0.05	0.03	20	0	1.3	0.7
■青菜																
青梗菜と豆腐のくず煮	74	131	5.3	10.0	4.6	314	166	1.6	272	2.2	0.07	0.08	19	0	1.2	1.2
春菊の中国風あえ物	74	50	3.6	2.9	3.3	364	86	1.3	525	1.3	0.13	0.13	18	4	2.2	1.0
常夜なべ	75	226	18.8	13.2	7.8	1228	170	3.0	641	2.6	0.55	0.34	42	31	3.5	3.3
小松菜と桜エビのにんにくいため	75	117	6.3	8.5	3.8	611	311	3.1	520	2.9	0.11	0.14	40	49	2.2	0.9
■なす																
なすの乱切りいため煮	80	65	3.3	3.2	6.1	226	41	0.3	24	0.9	0.05	0.05	3	20	1.5	1.0
なすとベーコンのしょうゆいため	80	136	3.0	12.0	4.3	205	15	0.4	13	1.4	0.11	0.06	8	8	1.6	0.7
ゆでなすの酢みそだれ	81	53	1.9	0.6	10.2	189	22	0.6	12	0.3	0.04	0.04	3	1	2.0	1.1
油焼きなすのおかかじょうゆ	81	131	1.5	12.1	4.1	178	14	0.3	12	2.5	0.04	0.05	3	2	1.5	0.7
■ピーマン																
ピーマンと豚肉のみそいため	82	234	5.7	18.7	9.5	214	17	0.8	43	1.9	0.16	0.06	46	21	1.8	1.1
ピーマンのじゃこ煮	82	43	4.8	0.5	4.9	175	60	0.4	64	0.6	0.04	0.03	46	39	1.4	1.1
夏野菜と豚肉のいため物	83	227	7.6	17.9	8.2	351	20	0.6	34	2.8	0.26	0.10	26	19	2.4	1.2
ピーマンの焼き浸し	83	20	1.0	0.1	4.3	129	8	0.3	40	0.5	0.02	0.02	46	0	1.4	0.6
■トマト・きゅうり																
トマトの中国風あえ物	84	37	1.1	1.1	6.2	202	15	0.3	122	0.8	0.05	0.04	12	0	1.0	0.9
たたききゅうりの香味あえ	85	14	0.9	0.1	3.0	176	24	0.3	62	0.3	0.03	0.03	12	0	1.1	0.4
きゅうりとキャベツのいため物	85	148	3.8	12.3	6.0	284	48	0.7	29	2.5	0.06	0.06	38	5	1.9	0.9
■かぼちゃ・カリフラワー・ブロッコリー																
かぼちゃのレモン煮	86	69	1.2	0.2	16.2	280	10	0.3	396	3.1	0.05	0.06	31	0	2.1	0.4
かぼちゃとカリフラワーの天ぷら	86	208	3.6	9.1	27.3	287	47	0.4	210	3.1	0.07	0.10	29	4	2.1	0.3
カリフラワーのうすくず煮	87	39	2.2	0.1	7.4	317	18	0.4	2	0.1	0.05	0.08	49	0	1.8	0.7
ブロッコリーのからしマヨネーズあえ	87	78	2.7	6.4	3.7	218	24	0.6	79	2.9	0.09	0.12	72	5	2.6	0.3
■ごぼう・れんこん																
たたきごぼうの煮物	88	56	1.6	0.1	12.9	267	32	0.5	0	0.4	0.04	0.04	2	0	3.4	0.8
おろしれんこんのとろみ汁	88	41	5.3	0.2	4.3	209	7	0.2	1	0.2	0.04	0.03	12	13	0.5	1.3
れんこんのきんぴら	89	174	1.3	14.1	10.4	250	12	0.4	15	3.1	0.05	0.02	24	0	1.2	0.6
ごぼうのごまマヨネーズあえ	89	77	1.1	5.4	6.7	135	37	0.4	1	1.3	0.03	0.02	1	4	2.5	0.1
■わかめ・ひじき																
わかめとしらたきの煮物	90	34	5.5	0.3	4.6	409	51	1.0	49	0.1	0.10	0.13	5	10	2.4	1.2
わかめと玉ねぎのサラダ	90	90	0.9	8.1	3.9	265	41	0.3	102	1.7	0.03	0.07	7	0	1.6	0.6
ひじきの煮物	91	101	2.8	5.8	12.9	581	165	5.8	355	1.1	0.06	0.14	1	0	4.9	1.2
ひじきとツナのかき揚げ	91	261	5.2	15.9	24.5	381	106	2.6	34	2.8	0.07	0.12	6	8	2.8	0.9

ごはん物・汁物・ヘルシー漬け物・かんたんデザート

	掲載ページ	エネルギー (kcal)	たんぱく質 (g)	脂質 (g)	炭水化物 (g)	カリウム (mg)	カルシウム (mg)	鉄 (mg)	レチノール当量 (ug)	ビタミンE (mg)	ビタミンB1 (mg)	ビタミンB2 (mg)	ビタミンC (mg)	コレステロール (mg)	食物繊維 (g)	塩分 (g)
■ごはん料理																
ほうれん草のチャーハン	46	413	6.5	15.2	60.9	599	100	2.1	491	3.9	0.14	0.18	27	1	3.6	0.9
ごはんのかんたんグラタン	46	359	14.1	12.7	44.6	304	250	0.6	116	0.4	0.10	0.31	2	46	0.3	1.1
かぼちゃ入り牛乳がゆ	46	304	9.6	8.3	46.4	562	241	0.4	412	2.8	0.13	0.37	24	25	2.0	0.8
ちくわの卵とじどんぶり	47	392	15.8	6.7	64.1	355	55	1.8	95	0.8	0.11	0.31	5	239	1.4	1.8
ごはんの卵とじお焼き	47	414	14.4	12.3	57.4	203	45	1.7	96	1.0	0.09	0.29	3	241	1.0	1.1
セロリの葉の混ぜごはん	47	329	7.6	6.2	58.4	309	63	0.9	4	0.4	0.07	0.06	4	6	1.6	1.0
■汁物																
とろろこんぶと梅干しの即席汁	60	17	2.4	0.4	1.7	147	24	0.5	27	0.1	0.02	0.03	1	5	0.9	1.0
みぞれ汁	60	21	1.0	0.1	4.5	244	22	0.2	0	0.0	0.03	0.02	9	0	1.0	0.7
納豆汁	60	62	4.9	2.6	5.2	287	28	0.9	0	0.5	0.05	0.10	1	0	1.8	1.3
ひき肉とわかめのスープ	61	120	5.0	9.9	2.8	257	43	0.9	33	0.5	0.04	0.09	4	14	1.1	1.2
きのこのミルクスープ	61	167	6.7	10.2	13.6	381	175	0.4	61	0.9	0.13	0.37	3	19	1.7	0.8
トマトと玉ねぎの卵とじスープ	61	180	9.8	12.0	7.9	319	70	1.3	158	2.5	0.09	0.26	15	251	1.5	1.1
■漬け物																
なすとみょうがのもみ漬け	76	10	0.6	0.1	2.2	103	10	0.2	16	0.2	0.03	0.03	2	1	1.0	0.4
白菜のレモン漬け	76	8	0.4	0.1	1.8	103	19	0.2	14	0.2	0.02	0.02	9	0	0.8	0.4
かぶのあちゃら漬け	76	16	0.5	0.1	3.5	173	15	0.2	15	0.2	0.02	0.02	10	0	1.1	0.5
野菜の中国風甘酢漬け	77	51	0.5	3.1	5.5	160	16	0.2	243	0.8	0.02	0.02	8	0	1.1	0.5
根菜や端野菜のめんつゆ漬け	77	18	1.1	0.1	3.7	152	16	0.3	217	0.5	0.04	0.04	23	0	1.4	0.4
キャベツの刻み漬け	77	16	0.9	0.1	3.5	156	28	0.2	18	0.1	0.03	0.02	24	0	1.2	0.6
■デザート																
バナナのシナモンソテー	92	92	0.8	3.4	16.2	256	11	0.2	27	0.4	0.04	0.03	11	8	0.8	0.1
ゆず風味のヨーグルト風ミルク	92	143	5.3	6.0	17.5	268	176	0.0	62	0.2	0.07	0.24	8	19	0.1	0.2
つぶしバナナミルク	92	131	4.0	4.1	20.8	338	119	0.2	45	0.4	0.07	0.18	9	13	0.6	0.1
ミルクかんのあずきかけ	93	265	6.6	4.3	52.0	473	157	1.0	57	1.0	0.09	0.21	66	13	4.2	0.2
りんごのシロップ煮	93	120	0.2	0.1	31.6	106	6	0.0	3	0.3	0.02	0.01	9	0	1.6	0.0
プルーンのレモン煮	93	33	0.3	0.1	8.3	91	4	0.1	32	0.6	0.01	0.01	4	0	0.9	0.0

なんでも活かして創作料理

■つくだ煮、塩辛、味つけきのこ																
アスパラとカニかまのきのこあえ	96	30	3.7	0.2	4.8	149	32	0.4	29	0.8	0.08	0.08	6	3	1.0	0.8
きのことシラス干しの混ぜごはん	96	225	5.6	0.6	48.2	97	28	0.3	49	0.2	0.06	0.04	1	22	0.9	0.8
豆腐のきのこくず煮	94	94	7.6	3.9	10.3	392	149	1.4	402	0.9	0.17	0.11	8	0	2.5	1.0
きゅうりとトマトのこんぶあえ	97	26	1.6	0.1	6.4	322	27	0.4	101	0.9	0.06	0.04	19	0	1.7	0.5
生ザケの塩辛ネーズ焼き	97	286	19.8	19.4	7.3	444	33	0.8	154	4.2	0.14	0.20	20	113	1.1	1.9
長芋ののり酢あえ	97	85	4.5	0.3	19.0	354	10	0.3	1	0.1	0.08	0.01	3	0	1.5	0.7
■漬け物・練りみそ																
野沢菜のチャーハン	98	518	13.2	23.6	59.6	352	116	1.5	245	4.1	0.16	0.34	22	236	2.2	1.7
白菜漬けと豚肉のスープ	98	83	5.1	5.9	2.4	114	15	0.2	2	0.2	0.16	0.07	9	13	1.1	1.2
高菜漬け入りうどん	98	345	19.6	1.5	60.4	439	59	1.2	123	0.6	0.12	0.13	10	34	3.1	3.2
なすの肉みそ田楽	99	265	8.7	19.4	13.2	267	19	0.6	26	3.3	0.07	0.10	4	24	1.9	0.7
カキのからし酢みそあえ	99	109	6.5	1.8	16.9	335	91	1.4	181	1.2	0.06	0.15	16	31	1.6	1.9
カジキのねぎみそ焼き	99	245	18.3	13.3	4.7	319	12	0.6	18	3.6	0.09	0.08	9	41	0.5	1.2
■魚・肉の缶詰め																
イワシの蒲焼きと玉ねぎの卵とじ	100	195	17.3	10.6	6.3	409	193	2.7	227	2.2	0.08	0.42	11	268	1.4	1.0
サケじゃが	100	183	12.2	3.4	24.9	576	71	1.4	229	0.5	0.17	0.12	29	41	2.3	2.2
ツナと白菜のいため煮	101	187	8.9	14.3	6.5	327	46	0.7	16	2.8	0.08	0.08	19	17	1.3	0.9
ツナそぼろどんぶり	101	426	13.3	12.6	61.8	171	8	0.6	0	2.2	0.09	0.08	0	21	0.5	1.7
焼き鶏と油揚げの混ぜごはん	101	389	15.4	7.8	61.3	184	45	2.1	31	0.4	0.05	0.12	1	40	0.8	1.4
■レトルト合わせ調味料・ミートソース缶・コーンスープの素																
カリフラワーのチリ風味あえ	102	45	2.5	0.9	7.8	268	14	0.4	29	0.4	0.05	0.06	45	0	1.8	1.1
せん切りじゃが芋のマーボー煮	102	98	1.6	5.3	10.9	216	4	0.4	3	0.8	0.06	0.02	18	0	0.7	0.7
アサリのチャウダー	102	148	3.1	7.7	2.3	66	18	0.8	1	0.9	0.01	0.03	2	8	0.4	1.5
なすのミートソースグラタン	103	258	7.2	19.1	14.3	377	140	0.8	107	2.7	0.13	0.13	10	15	2.5	1.4
カレーうどん	103	462	12.5	15.4	65.9	347	54	2.7	78	0.2	0.26	0.13	2	0	1.7	4.0

●監修

香川芳子　かがわ・よしこ

女子栄養大学学長・医学博士。四群点数法による栄養クリニックを開設し、肥満、高脂血症、高血圧、糖尿病などの栄養指導を実践する。食の教育推進協議会代表。

杉橋啓子　すぎはし・けいこ

神奈川福祉栄養開発研究所開発部長。元・特別養護老人ホーム正吉苑副苑長として、高齢者の食生活および「食」を通しての自立支援の研究、地域の要介護者の食生活援助に携わる。香川栄養専門学校非常勤講師。共著に『実践介護食事論』『終末期の栄養と調理』ほか。

●献立・料理

小川久恵　おがわ・ひさえ

女子栄養大学名誉教授。介護食士１級資格者。専攻は中国料理。高齢者向きの簡単で栄養豊かな料理を研究中。共著に『胃腸手術後の人の食事』『女子栄養大学のお料理入門』ほか。

宮入照子　みやいり・てるこ

女子栄養大学短期大学部教授を経て、現在、栄養科学研究所客員教授。ホームヘルパー１級、介護食士１級資格者。介護の現場に即した手軽で実用的な食事を得意とする。共著に『高血圧毎日のおかず』ほか。

●ホームヘルパーQ&A

清水依理子　しみず・よりこ

ＮＰＯ法人トータルケアサポート研究所所長。デイサービスやデイケア、有料老人ホーム等における食部門の指導やアドバイスに携わる。香川栄養専門学校非常勤講師。

●取材協力

「介護食士3級認定講習」*の受講者の皆さん

*香川栄養専門学校公開講座・全国調理職業訓練協会認定資格

[参考資料]

『実践介護食事論』第一出版

『かむのみこむが困難な人の食事』女子栄養大学出版部

ホームヘルパーお料理サポートシリーズ①

これしかないとき！ いまある材料でくふうする

高齢者のためのクイックメニュー

2004年9月20日　初版第1刷発行

2014年6月30日　初版第7刷発行

著者／小川久恵、宮入照子

発行者／香川芳子

発行所／女子栄養大学出版部

〒170−8481　東京都豊島区駒込3−24−3

電話　03−3918−5411（営業）

　　　03−3918−5301（編集）

ホームページ　http://www.eiyo21.com

振替　00160−3−84647

印刷・製本／図書印刷株式会社

*乱丁・落丁本はお取り替えいたします。

ISBN978-4-7895-1901-4